AQUARIUS

AQUARIUS

AQUARIUS

AQUARIUS

Catcher

一如《麥田捕手》的主角，
我們站在危險的崖邊，
抓住每一個跑向懸崖的孩子。
Catcher，是對孩子的一生守護。

我們的孩子在呼救

一個兒少精神科醫師，與傷痕累累的孩子們

謝依婷醫師
（成大醫院精神部兒童青少年精神科主治醫師）

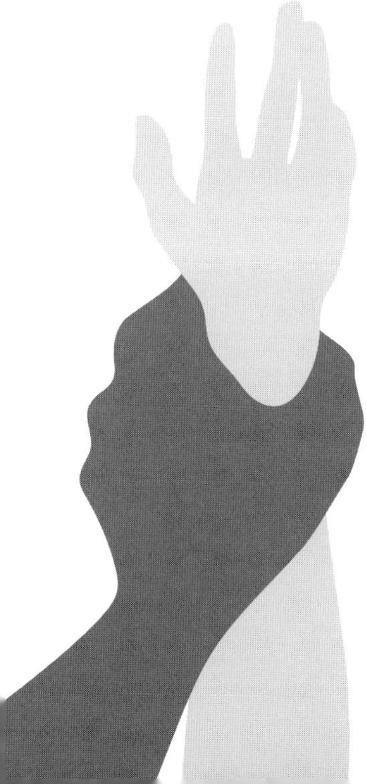

【推薦序】

這個陽光的孩子，拿毛巾想要勒死自己……

文◎沈雅琪（老師&特殊生家長）

很多很多年前，班上有個小女生，每天進教室就會開心地大聲跟我打招呼。有一天她進教室時，打招呼的感覺很無力，臉上的表情也怪怪的，讓我覺得奇怪。找她來談話，才發現白皙漂亮的臉上、脖子上，布滿了哭斑。

我知道那是前一天晚上大哭過後，臉上微血管破裂造成的。問了好久，她才說出為什麼大哭。她說因為看電視看太晚了被爸爸責罵，哭了很久，所以拿毛巾勒自己的脖子，想要自殺。

我嚇一大跳：為什麼會因為這樣一件小事就想自殺？

趕緊通報學校，進行緊急心理諮商，才發現這孩子的媽媽有精神病，每天晚上會哭鬧，爸爸會陪伴在側安撫，但是常常無效。擔憂媽媽會傷害自己、害怕鄰居會聽到媽媽哭喊的聲音，孩子只能用電視上的聲音來壓抑自己的恐懼。結果爸爸安撫完媽媽後，把氣出在孩子身上，「為什麼這麼晚還在看電視？」孩子覺得委屈，不想再承受媽媽生病的壓力，才想結束生命。

我們緊急通報社工去探訪，希望能讓媽媽去就醫，但是爸爸不同意，拒絕所有的協助進入家裡，也拒絕媽媽就醫。爸爸只能在家裡看著媽媽，不能上班，也讓家裡的經濟陷入困境。

這安靜無聲的孩子承受的心理壓力，真的不是每天陽光燦爛的那一聲早安可以看得出來的。直到情緒滿溢，想要結束生命時，我才知道她需要幫助。

如果那一天，我沒有聽出她打招呼的聲音不一樣，我沒有從成堆的作業裡抬頭，看見她臉上細小的哭斑，會不會就這樣錯過她求救的訊息？

「每個自我傷害的行為背後，可能都有一顆很想被看見、被好好愛著的心。」

輔導老師替她安排了長達兩年的心理諮商、小團輔，讓這孩子沒有再自殺過，外表看起來也很開朗。但是孩子上國中後，沒有持續接受治療。上高中時，我遇到她，她說拿了身心障礙手冊，定期在看精神科醫師。

不是每個故事都有完美的結局，就像《我們的孩子在呼救》這本書中，每一個令人心疼的故事。每個故事的主角，不管是受到長期的惡意對待、環境的影響或是受到重大的刺激，深陷在情緒的困擾之中，如果能及時發現，給予協助，或許就能避免傷害的加深、加重。

當孩子無力解決心中的混亂時，最常見的就是外顯的暴躁行為、傷人或自傷行為。這時候，如果我們只是一味地責備孩子的行為，就會忽略他們求救的訊息，而錯失了接住他們最好的時機。

我們的孩子在呼救

憂鬱症、精神病不像是感冒，吃了藥就能好，也不像是童話故事總會有一個完美、幸福的結果，而是不斷地去調整、接受和適應，讓生活能盡可能地回到軌道上，能好好活著，看見悲傷以外的事物。

在孩子陷入情緒的困境時，家人是第一道防線，如果能夠發現孩子情緒的變化，了解孩子的困難，陪伴他找到專業的治療師、醫師，這些都是很重要的。就像身處在濃霧的迷宮中，有人撥開迷濛，讓我看見前方的路，或許我就能夠鼓起勇氣，往前踏去。

【家長的回饋】

孩子的燃料，來自我們的肯定

我就像許多特殊兒的家長一樣，曾經茫然。

我們一直被告知孩子有問題，卻沒人有辦法可以徹底解決。

是的，這樣的孩子，麻煩事總是一件接一件。在剛要鬆口氣的當下，下一個事件卻又悄悄地浮出檯面……所幸這樣的壓力，在遇到適合的醫療團隊後，是可以得到緩解的。

從孩子小時候，我就不介意帶孩子上醫院看兒心科。兒心科就像孩子的充電站。

在就診的過程中，我發現兒心科的醫師真的好會同理這群一直被誤解的孩子。

孩子在診間可以盡情扭動，不會有人老要他乖乖坐好；在會談的過程中，孩子一直被鼓勵，可以加滿油，再自信地走出診間。連我也是在這樣的過程中，逐步化解了與孩子的對立和誤解，得到了療癒。

甚至到後來，陪孩子看診的我，總會很認真地聽醫師與孩子的對話，因為在這樣的互動裡，可是蘊藏著許多教養與陪伴孩子的技巧。

孩子在沮喪時，曾跟我說：他以後不要生小孩，他不想要有個孩子像他一樣受苦……但我想說的是：我很感謝有這個孩子，我才有機會瞭解這群特殊的孩子。也許這個學習會是一輩子，但又何妨！

——**阿浩的媽媽**

孩子上幼兒園時的狀況不少，當時，我們就懷疑過孩子是亞斯加過動型。

直到上小一後，發現孩子只對某些科目有極大興趣，沒興趣的科目就不願投入。對於事情的流程、步驟有一定的順序，無法接受任何彈性，不然就會大發雷霆。身為家長的我，幾乎天天到學校找老師溝通。那時我心想：如果連身為媽媽的我都不能替孩子找到原因、解決問題，這個孩子只會更孤單，更認為沒人瞭解他。

我找上了謝依婷醫師。謝醫師在聽完孩子的情況及做完心智評估後，告訴我，孩子具有亞斯特質。其實，我早在心裡默默知道孩子的特質，看醫生只是要一個確定的答案。

亞斯孩子不特別，只是需要瞭解。和他們相處，處處是驚喜。謝謝謝醫師出版這本書，讓人們不會刻板地認為亞斯人極聰明，但難相處。在生活中，他們是很可愛的一群人。

——賢賢的媽媽

記得子寧剛出生時，為了幫她取個好名字，與老婆拿了子寧的生辰八字，找算命仙仔欲好好卜卦一翻，誰知「仙仔」語出驚人地道出，「這小女娃兒與老爸較有緣喔！」老婆語帶醋意地望着我說：「上輩子的情人來找你囉！」

但當老婆產下第二個孩子時，一場突如其來的意外，徹底撕碎了我和子寧的心。

在失去愛妻的三千多個日子裡，非常感謝上蒼巧妙的安排，讓我上輩子的情人待在我身邊。這位「情人」與我共同照顧了愛妻留下的小男娃（當時六個月大，姊弟相差六歲），也因為有子寧像個小媽媽似的照料及教導，讓這個小男娃更加成長、茁壯。

但也許是我自己的私心或無心，在某個時期，忽略了子寧心裡的感受，導致她行為的異樣：自殘。也因為這樣，與兒心診間的謝醫師結下了善緣。

「兒心診間」——想像中，多麼令人畏懼而卻步。從前年少輕狂的我，未想過有朝一日，會踏入此診間。

如今回想起來，反而有種小確幸的感覺。非常感謝成大醫院謝醫師的醫療團隊協助，藉由專業的醫師，讓我「上輩子的情人」在毫無壓力下，將憋在內心的話，一股腦兒傾吐出來，得以舒緩。而經由謝醫師有系統地彙整、分析及建議，我開始懂得放下自己的身段及私心，與孩子站在同樣的高度去看世界。漸漸地，我發覺與孩子更容易溝通，也更察覺到孩子與我有很多夢想可以一起追逐。我和「情人」相約，將一起追夢、築夢，並圓夢。

多年之後，當子寧步入紅毯的那一刻，若牧師問我，是否願意將「上輩子的情人」交給（現今我尚不認識的）這個男人，我想，我會很不捨地反問牧師，「我可以說『不願意』嗎？」

——**爵夢凡（子寧的爸爸）**

弟弟一歲九個月時，週五下午的門診——因孩子無口語與眼神接觸，醫師建議盡快進行早療。當時，我斷然拒絕相關書籍的推薦、遲緩補助與手冊申請，覺得看了、申請了，就承認我兒是了。直到夜深人靜，才上網查資料，而結束後，總要清除搜尋資料才安心。

在早療復健的長路上，我們期待與等待弟弟的進步，戰戰兢兢，如履薄冰，點滴在心頭。

這條路上，家人給予弟弟全力的支持，孩子也有幸得到專業醫療團隊的幫助。感謝醫師、語言、職能、物理、心理治療師們、社工與早療的專業，讓他跨出了一大步。從幼兒園到小學，弟弟更擁有老師們的關愛、教育與陪伴。我們除了喜悅與感恩，更慶

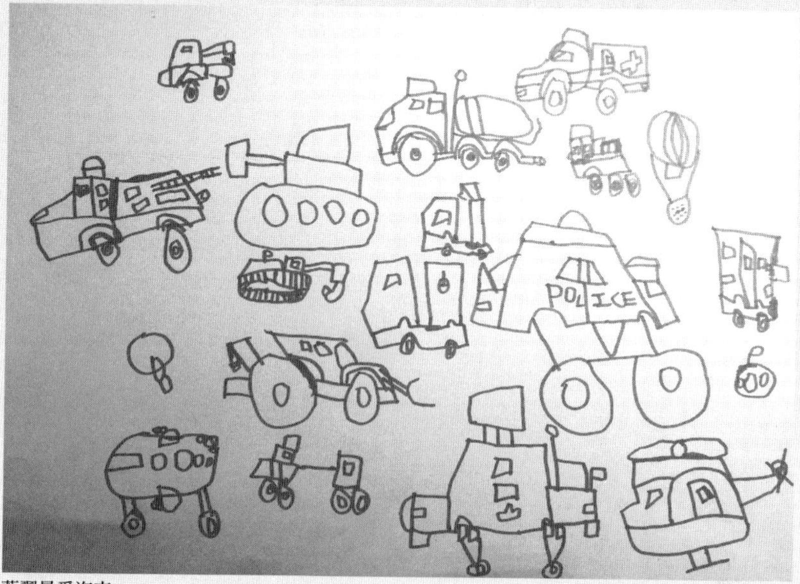

藍翼最愛汽車。

幸孩子有福氣。

再多的文字，都說不完父母的感謝。療癒是條不簡單的漫漫長路，而專業團隊的鼓勵與幫助，絕對是讓我們全家繼續往前走的能量與動力。

——**藍翼的媽媽**

目錄

目錄

孩子的心裡其實很吵，
可是說不出口。

「沒有人看見一個少年正在被強暴。」

——他頭痛，他沉默，他以自己的血寫祕密日記

養魚男孩有著寬而大的額頭和瘦長的手腳，總是穿著他們高中的運動服。在他木訥的外表下，有著混亂、毀滅，卻又生機勃勃的內心。

／

他一開始是因為長期頭痛，被小兒神經科轉介過來的。媽媽絮絮叨叨地滔滔抱

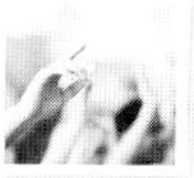

怨了一大篇。

「醫生，他本來都很乖啊，功課也都不錯，只是特別喜歡養魚，養得整間都是，我實在受不了。可是高一開學後就常常說頭痛，每次一痛就會說沒辦法去學校，看了很多醫生也都沒好。後來神經科就說要來看身心科，說他是壓力太大。才學生而已，這麼單純，是會有什麼壓力……」

媽媽的連珠炮聽得我頭都有點痛了。

我眼前的養魚男孩迴避著視線，不發一語。

「以前不會這樣嗎？國中的時候呢？」我直接問孩子，擋住傾身向前想發言的媽媽。

「還好。」淡淡的兩個字，訴說的大概是不被理解的憤怒。

這次門診，不管我說什麼，養魚男孩說出口的從沒超過兩個字。

資訊過少，我只好向媽媽詢問其他背景資料，得知養魚男孩是家中頗受期待的長子。爸爸開店，都要很早起床，養魚男孩假日也會在店裡幫忙。爸爸比較軍事化教育，覺得男孩子就該有男孩子的樣子。

陸續回診幾次後，養魚男孩仍然是省話一哥，媽媽依然瘋狂抱怨。而他的頭痛依舊頑固。

有時我盯著他寬闊的額頭，都覺得那好像是一塊千古山壁，裡面不知是否有著滾燙的岩漿。

／

終於有一次，媽媽去洗手間，沒有跟養魚男孩一起進來，我和他在診間大眼瞪小眼。

我眼睛掃了下他的手提袋，問他：「你在看什麼書？」

他頓了一下，反問我：「你想看嗎？」

是《房思琪的初戀樂園》，非常火紅的一本書。

「你喜歡這本書嗎？」我問。

「很可怕……太寫實了。」

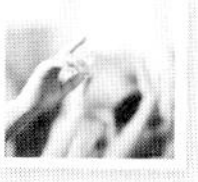

他說著說著，竟然有些發抖，我瞬間感受到一陣恐懼。

「你覺得哪些部分最寫實？」

他沒答話，默默從提袋中拿出一本像日記的東西，眼看正要遞到我手中，診間門突然被砰地一聲推開，媽媽邊擦著手邊走了進來。養魚男孩手一縮，日記又落進他的提袋裡。

接著，他輕輕地對我搖了搖頭，我只好東拉西扯，草草結束了這次門診。

／

下次他又來，我沒忘記上次那個差點打開的祕密盒。請媽媽離開後，他很快拿出了那本日記。

一翻開，血腥氣撲面而來，上面拘謹的紅色字跡寫成一行一行的控訴。更令我難受的是，原本是白色的筆記本，被某種液體塗成了咖啡色。

「這是？」我指著咖啡色的部分問他。

他默默捲起袖子，一道一道的傷痕密密麻麻的，液體的來源不言可喻。

第一頁寫著：「今天買了《房思琪的初戀樂園》，幾乎沒辦法讀，太可怕太寫實了。讓我想起一年前，公車上那件事……那男人粗暴的手指，抓著我最脆弱的地方，我想大叫，可是我不行，一個男生這樣太丟臉了。那些臉孔都冷漠地望著車窗外，沒有人看見一個少年正在被強暴。」

突然間，那些血跡似乎都不算什麼了，文字書寫的內容可怖千萬倍。

我一定是緊皺著眉頭，因為當我抬頭望著養魚男孩，看見他的表情也十分猙獰痛苦。

「有別人知道這件事嗎？」我聲音乾乾的。

「我有跟爸媽說，他們覺得這不可能發生。」看我疑惑，他繼續解釋，「他們覺得男生不會遇到這種事。他們說，就算真的發生，沒有證據，也找不到犯人了，叫我放下，不要再去想這件事，專心念書，上好大學。」

養魚男孩生在傳統的家庭，被寄予傳統男性形象的期望，應該要陽剛、頂天立地，因此遇到這樣「丟臉」的事情時，他無處訴說，夜夜做著擺脫不掉的噩夢。

每天要搭公車通學的他，總是一上車就左顧右盼，高度警覺。雖然沒再遇到過

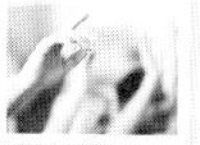

那樣的事情，但每個穿著西裝的男子都讓他心驚膽跳。老師說可以在坐車時背單字，對他來說是不可能做到的事情。

／

「我喜歡養魚勝過人。養魚的世界很單純，你給牠們陽光、空氣、水，牠們就會活著，覓食，繁殖。但人太複雜了，人所組成的世界變因太多，人有情緒，太難解了。」經過幾個月的諮詢後，養魚男孩這樣跟我說。

他養熱帶魚，學校生物老師對這方面的知識已經不及他豐富，他自己找了大學的教授，做科展、開辦小學生營隊。

「在海邊的晚上，我一個人帶著手電筒去探險。其實晚上的海邊很熱鬧，沙灘上跟潮間帶都有很多生物活動，聽著潮水的聲音，我心裡好像就可以比較安靜。」

養魚男孩心裡很吵，但他很難說出口，整個人就像沉在深深的海底。

每次到診間，我依然要盯著他堅硬的額頭好幾分鐘，他才會浮出水面，打破沉默。不知是不是我的錯覺，他說得越多，下次血書的內容好像就會減少一點。

我跟他媽媽談過幾次，媽媽表示實在不知道怎麼和他談心。不善言詞的爸爸更是不談則已，一談到兒子的憂鬱就大動肝火。有一次，男孩說他情緒狀態不佳，實在沒辦法早起去店裡幫忙，爸爸氣到罵他自甘墮落當個瘋子，然後把他房間裡的魚缸全部放乾水，魚兒全部丟棄。

於是下次回診，日記本的咖啡色更深了……

「**那些熱帶魚都死了，再也不能回到海裡了。**」一行紅色的字寫著。

我邀請爸爸來門診和我談談，但爸爸總是說他要工作沒辦法。媽媽雖然希望可以居中扮演溝通橋梁的角色，但她本身的急性子，也很難與步調很慢的養魚男孩搭上線。

有時我也會懷疑，在沒有爸媽參與的情況下，我到底可以幫上孩子什麼忙呢？

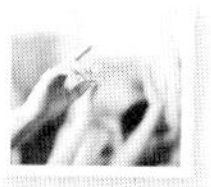

不知不覺，養魚男孩就這樣和我從高一談到了高三，每次開始之前，他那長長的沉默，彷彿成了我們之間一種心領神會的儀式。不變的深藍手提袋、運動服、寬闊的額頭；他依舊偶爾說頭痛，常常覺得情緒低落，或是與爸媽衝突之後，自我傷害。

而我們討論的主題，從房思琪、養魚、爸媽，慢慢變成大學申請入學的備審資料和面試。

「如果特殊選才，我應該可以申請海洋系。」養魚男孩提到。

「爸媽那邊呢？」我記得他爸媽希望他讀資訊或工程相關的科系。

「不知道欸，最近他們倒是沒說什麼，可能是放棄我了吧。」他苦笑著說。

我一邊翻閱著他獨力準備的備審資料，一邊跟他提點面試技巧，突然想起他那本血淚斑斑的日記，好像很久沒出現了。

「你那本日記呢？」我問。

「噢，很久沒寫了欸。」他不好意思地搔搔頭。「我最近都在發ＩＧ和粉專。醫生，你要看嗎？」

他拿出手機，熟練地打開他的IG。我看著裡面滿滿的魚、珊瑚、海草，也有幾張他笑得開懷的照片。

「這是我去海邊小學帶營隊的照片，那邊的小孩都很歡迎我們，而且學校旁邊就有很豐富的潮間帶生態，晚上我也帶幾個有興趣的小朋友一起去夜遊。」他開心地介紹著。

「爸媽現在好像比較沒有干涉你做這些事了欸。」我突然發現。

「好像是欸，我說我要去念海洋系，他們也默默就簽名了。」養魚男孩靦腆地笑著。

我突然看見他爸媽像板塊漂移一樣的緩慢改變——雖然嘴上不說，也不出現在診間，但他們用自己的方式，漸漸鬆開了對孩子的框架。孩子成長的環境慢慢改變了。

於是，養魚男孩就這樣在一次又一次的生死衝撞中，辛苦地長成更靠近自己的形態，身體更加強壯，魚鰭更加有力。如今，在即將登入大學的現在，他即將躍入大海。

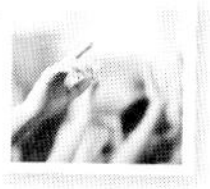

我瞥見他腳邊的提袋中放著書。

「最近看什麼書呢？」

他默默拿出一本《普通心理學》。

「看不太懂，不過，有空閒的時候就慢慢看。」他邊翻邊說，上面有些劃記。

孩子的進化速度與能力，總是讓人驚嘆，就像養魚男孩的成長持續發生著。給他們適當的陽光、空氣、水，他們終會長成足以獨當一面的樣態。

「這樣他就會死掉了！」
——四歲女孩拿玩具刀，瘋狂地把黏土人切割成碎塊

溫柔的心理師對小祺說：「不可以讓別人傷害你。你知道什麼叫做傷害嗎？」

「傷害就是，」小祺一邊玩著手中的黏土，把它捏得很薄很薄，直到出現一個破洞，「愛破掉了。」

那是小祺第二十二次的心理治療。當時還是兒童心智科（**兒童心智科是一般慣用稱呼，也有些醫院是以兒童心智科為名，成大醫院則名為兒童青少年精神科**）訓練醫師

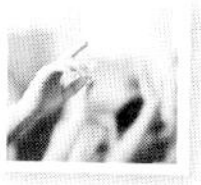

的我，跟著心理師的腳步，一起陪伴著小祺已經五個多月了。

四歲的小祺，生得冰雪可愛，眉清目秀的她皮膚很白，任何人看了都會覺得她長大一定是個美人。小祺的媽媽也長得不俗，獨自經營著一家寵物店，聽說店裡的男客人比例特高。國中畢業的她，勉勉強強地撐著母女倆的生計。

小祺是由門診的主治醫師轉介來做心理治療的，還在受訓的我希望瞭解兒童心理治療如何進行，於是就自告奮勇，隨著有經驗的心理師一起進行這項治療。

她被轉介來的原因是：被娃娃車的司機性侵長達五個月。

／

因為媽媽開店忙，一開始小祺反應屁股痛時，媽媽只覺得孩子的肛門處紅紅的，並沒有覺得有什麼不對。直到長期關懷小祺家的社工察覺到，那陣子，小祺特別容易生氣，不像以前總是笑臉迎人，有時候還會趴在地上，把屁股翹高，做出一些不雅的姿勢，才驚覺有異，連忙通報社會局。

進入偵查之後，娃娃車司機也坦承了確實曾經性侵孩子，但他辯稱只有一、兩次，而年僅四歲的小祺也說不清到底有幾次。

「仔細想想，去年秋天之後，她就開始常常哭鬧，變得很盧。有時候我下班也很累，哄她哄不動，會想修理她。每次她哭一哭睡著了，我一起身要去做家事，她就又會驚醒，吵著要我抱她。而且晚上都不能關燈睡覺，一關燈，她就會哭著醒過來……也常常一邊做噩夢，一邊喊……」

媽媽和小祺第一次來到治療室，在我們詢問下娓娓道來。小祺在旁邊的白板畫畫，一條長長的線圈來圈去，彷彿沒有盡頭。

「後來發生這件事情，我也很自責。但我能怎麼樣？她又沒有爸爸，我也沒有時間去接她下課，只好坐幼兒園的娃娃車，誰知道會這樣。」

「小祺的爸爸……你們現在還有聯絡嗎？」

心理師提問，只見媽媽冷笑了一下。

「醫生，你們不知道小祺是怎麼來的嗎？」媽媽的語氣幾乎不帶任何起伏，平靜得有點令人毛骨悚然。「當初我跟小祺的爸爸在網路上認識，第一次出去，他就把我帶去他家，這樣摸那樣摸，我一直說不要，結果他就強暴我。後來就有了小祺。」

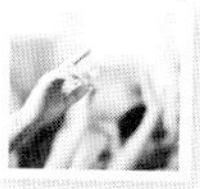

我和心理師交換一下眼神，各自深吸了一口氣。

「所以現在那個人……」

「四年了，應該出獄了吧。」媽媽幽幽地說。

「小祺知道這件事嗎？」心理師壓低音量問。

「我也不曉得她知不知道欸。我是不太避諱在她面前說啦，反正她遲早會知道。」

「那她沒問過爸爸去哪了嗎？」

「我都跟她說，沒關係啊，你看，店裡有好多客人都想當你乾爸，你有好多爸爸疼啊。」

媽媽的寵物店裡的男客人們都很喜歡小祺，常常把小祺抱在大腿上，有一些親暱的舉動，而媽媽從未阻止。也因為這樣，小祺對於身體界線的觀念，從小都一直比較模糊。

「哇，你畫了好多喲！可不可以跟老師說你畫了什麼？」問完媽媽，心理師把焦點轉到小祺身上。

白板上，有一個人，有長長的黑線不斷繞圈，終點連到一棟房子。

「這個人是誰呀？」心理師問。

「他有戴眼鏡。」

「誰有戴眼鏡啊？」

「司機伯伯。」

小祺說這四個字的時候，把眼睛別開白板，開始賴在地上。

「那棟房子是什麼呢？」

「是我和媽媽家。」

「那這條好長好長的線是？」

「是路。」小祺用手指描繪著那些黑線，弄得手指黑嘛嘛的。

媽媽說：「她常常畫這種畫，我和社工在猜，應該是因為那個司機常常載她繞路，中間有去做一些壞事，所以她就覺得回家的路很長。事實上，從幼兒園到我們家很近。」

小祺繼續在白板上走啊走的，走到一半，被一旁的海盜玩具吸引了，心理師和她約定好，如果回家之後，她可以學著開小燈睡覺，下次來的時候，我們就可以陪她玩海盜玩具。

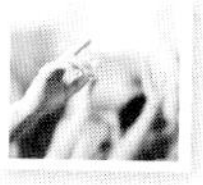

經過每週一次的治療，媽媽說，小祺漸漸可以關燈睡覺了，晚上做噩夢的頻率也大大減少。

然而，在心理治療時，小祺有時還是會突然火山大爆發。

「你想要做什麼呢？」心理師一邊捏著黏土，一邊問小祺。

這回的治療，我們準備了無毒黏土跟她玩。

原則上，我們會準備一、兩樣這次要玩的東西，但如果當天她想要玩別的東西，只要遵守治療室的規則，我們也會尊重孩子的選擇。

「我要做司機伯伯。」小祺專注地捏著，我和心理師又交換了一次眼神。

小祺很快就用藍色的黏土捏出一個人形，然後丟下黏土，到玩具櫃不斷翻找。

「你在找什麼呢？」

「煮飯的呢？」

小祺挑了一把塑膠刀、一支叉子、一個鍋子及一個玩具瓦斯爐。接著，她回到人形旁邊，拿著刀子，有些猶豫。

「你想要把司機伯伯怎麼樣呢？」心理師問她。

小祺開始拿刀子切割人形，起先輕輕地切……到後來越來越激烈，右手拿著刀子，左手拿著叉子，開始瘋狂地把黏土人形切割成碎塊。

「你把司機伯伯變成碎片了，這樣他就沒辦法欺負你了。」心理師在旁靜靜地說。

接著小祺把這些黏土放入鍋中，將鍋子擺到玩具瓦斯爐上。

「你想把司機伯伯煮一煮，這樣他就不會再跑出來欺負小祺了，對不對？」

「這樣他就會死掉了！」小祺清楚地說出口，然後她跑到旁邊的巧拼地墊上，雙手趴地，翹高屁股，乍看像是在翻跟斗，但這個動作卻令人越看越不舒服。

「小祺現在已經變得很強壯了，不會再被司機伯伯欺負了。」心理師對小祺說：「你看，司機伯伯已經變成湯了，你要喝湯嗎？」

小祺從地上爬起，衝過來把鍋子扔到牆角，然後再用一個枕頭蓋住了鍋子，自己坐在上面，兩腳晃呀晃的。

「你不要喝這個湯，你想要司機伯伯不要再出來了。」

像這樣充滿憤怒與張力的治療，持續了大約十幾個禮拜。

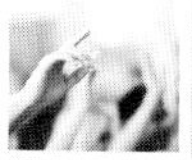

每當有自由創作媒材，像是畫畫、黏土、剪貼時，小祺就會不自覺地選擇「司機伯伯」或「回家的長長的路」這兩個主題。就算只是拿娃娃做角色扮演，只要有看起來是男性的角色，小祺也都會說那是司機伯伯。並且，她會對自己創作出來的「司機伯伯」表現得又生氣、又害怕。

不斷地重演事件發生的細節，好遠的家，長長的路，每每讓我和心理師看得心疼，只能透過扮演，讓小祺一次次學著做出一些改變。在不同的遊戲情境裡，她學會說出「我不喜歡你碰我的身體！」、「你走開！」、「救命！」等拒絕不當身體碰觸的救命詞彙，並且一次又一次地變成英雄，打敗了司機伯伯。

同時，小祺媽媽的教養方式也需要調整。我們請她不要一直用買新玩具的方式安撫小祺，取而代之的是帶她去戶外走走。並且當小祺過於任性時，必須同理小祺的情緒，但也要堅持原則的底線。

治療超過四個月之後，小祺的畫作內容第一次出現了海邊：有大大的黃色太陽在天上笑著，海裡有很多魚，海灘上有很多人在玩（甚至種花？）。

最重要的是，沒有提到司機伯伯。

「這是上次我和媽媽去海邊玩的。」小祺燦笑著說。

治療近半年時，小祺需要出庭。

明顯地看得出當她得知這消息後，十分焦慮。她又開始繞著治療室跑、不收玩具、把玩具扔在我們身上等。我們經過好幾次的治療時間，處理她的情緒，陪她一起想出庭那天要怎麼辦，並且再三向她保證不會遇到司機伯伯。

開庭過後，小祺的情緒又花了好幾週才平撫下來。

媽媽說小祺自從看了《功夫熊貓》之後，就吵著要上功夫課，但她覺得女孩子就是應該上舞蹈或鋼琴。我們告訴媽媽，或許小祺是覺得學了功夫就可以保護自己呀。

媽媽若有所悟，似乎不再那麼堅持己見。過幾週後，小祺穿著一身空手道服來了，看上去厲害又帥氣。

生命總是脆弱又堅韌，愛與信任破碎之後，只能慢慢地拼湊。希望這段黑夜中的陪伴，可以成為一盞燈，伴著孩子走到天亮，看見海邊的日出。

你可能以為……

「還是個孩子而已，會有什麼壓力。」

「好想從這世界上消失。」

——少女畫出美麗的玫瑰，飄落的不是花瓣，而是鮮血

小九這次來，帶了一張聖誕賀卡。我拿在手裡端詳，她笑著跟我說：「聖誕節都過多久了才給你。」

我開玩笑回：「都要變新年賀卡了呢。」

卡片上，一名清秀少女坐在床上，披散著一頭棕色長髮，手裡捧著一顆星星，粉紅色床單上滾落著繽紛圓潤的聖誕燈飾，一個托盤上盛著手工餅乾和薑餅人。

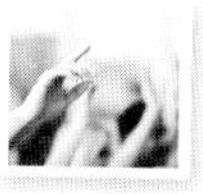

「好想從這世界上消失。」

畫風溫暖細緻，連床單的皺褶、燈泡的反光、少女的髮質都十分栩栩如生。

卡片背面沒有任何字，因為這張卡片就是小九親手畫的。

小九是看我門診最久的人，當我還是剛出道的總醫師時，她就掛進我門診了。當時她才高中，讓媽媽帶著來，稍有憂鬱傾向的她纖細白瘦，頗有病態美少女的味道。

當時她說，好想從這世界上消失。

吃得少，睡得亂七八糟，因為正在準備大學指考，媽媽很擔心小九的身體。

「她有時一天只吃一片餅乾！」媽媽對我抱怨。

「啊我就不想吃啊，看到東西就想吐。」小九在旁邊嚷嚷。「而且她有時候在旁邊就這樣一直念一直念，我頭都快爆炸了！只會更想吐好不好！」

「媽媽，**她現在就是不喜歡你在旁邊碎念啦，所以你要關心她的話，不如就熬一**

碗雞湯，默默放在她桌上，讓她餓了自己吃。小九其實也知道你很關心她的，對不對？小九？」

我左邊說說，右邊講講，每次都在當這對母女的調解委員。

／

有時母女吵了架來，氣呼呼的不想一起進診間，我只得先跟小九談，再和媽媽談，弄清楚到底是哪裡的溝通出了問題。最後再請她們兩位一起進來。

「媽媽最近好像發現我交了男朋友，可是她也不直接問我，就那樣偷看我手機。偷看手機就算了，還不小心已讀不回我同學的訊息，笨死了，害我同學還以為是我不理他，你說我生不生氣！」小九單獨進來時說。

「那為什麼你不想讓媽媽知道呢？」我問。

「因為她一定會說那個男生配不上我。她以為她女兒有多好，其實根本就沒有……我爸就只有生我一個女生，我阿公每次都說生女兒沒用。我表哥那麼廢，大學畢業了也不工作，還向家裡拿錢，阿公還是比較喜歡他。阿公也都一直罵媽

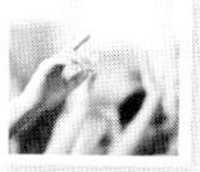

「好想從這世界上消失。」

媽生不出男生，好像是我害得我媽在家裡抬不起頭一樣……」

家中的重男輕女，一直是小九心中的痛。

她說完了，擦乾眼淚出去，換媽媽進來。

「其實我知道她交男朋友了。我不是不贊成她交，只是那個男生比她大，我怕她被人家欺負。她小時候，我是真的比較忽略她的感受，因為婆家給我的壓力很大，他們很想要男孫，偏偏我就生不出來，所以有時候看到她就生氣，有時候還會罵她沒用。我有時會想，小九得憂鬱症，會不會都是我的錯……所以我現在很努力想要修補啊。你看，我每次都陪她來看診，想要多關心她，結果她都嫌我囉嗦。」媽媽也淚眼婆娑。

「媽媽，你要不要試著把你剛剛對我說的這些，告訴小九？或許可以解開一些她心中的結？」我誠摯地建議。

其實，**不管是家長或孩子，單獨在我面前說的話，往往都是最想說給對方聽，卻總是說不出口的。**

媽媽猶豫了一會，彷彿下定決心似的點點頭。

我請護理師叫小九進來。

她板著一張臉，僵硬地在媽媽身邊坐下。媽媽突然哇地一聲哭出來，對小九說著，「對不起對不起……我以前做得不好……我壓力也很大，沒有顧到你的感受……」接著便瀑布狂瀉般的說了好多好多，小九聽著聽著也潸然淚下，母女倆就這樣在診間哭成一團。

／

以為事情就這樣結束了嗎？

人生不是電視劇。很多人都以為像這樣「把話說開來就好了」，從此一家人就會過著幸福快樂的日子。事實上，**診間內的人生比較像一個螺旋，會重複一回又一回的循環；但日子拉得夠長，卻又看得見那緩慢的前進。**

／

小九喜歡畫畫。她曾帶素描作品來給我看，一枝美麗的玫瑰，飄落的卻不是花

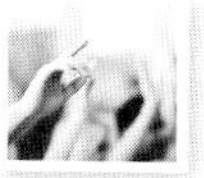

「好想從這世界上消失。」

瓣，而是鮮血。從圖畫中看得出她的美術天分，但畫中的含義或許也反映了她當時的心境。

後來，她如願考上了喜歡的美術系，要到另一個城市讀書；很巧合地，我也正好轉換跑道，要到那個城市工作。那時，她的憂鬱症狀已穩定了一段時間，於是在她畢業前的最後一次門診，我告訴她，可以從我這裡畢業了。

「這是我之後工作的醫院，萬一……我是希望不會有需要啦，但如果真的有需要，可以到這裡來找我。」

想不到，大一才開學三個月，我就看到門診名單上出現了小九的名字。

出現在我眼前的小九形銷骨立，瘦了不少。陪在旁邊的媽媽眼睛也腫，對我擠出一絲苦笑，說：「謝醫師，沒想到這麼快又見面了。」

上大學後，或許是因為課業壓力，小九的憂鬱又復發了。在憂鬱狀態中的她時常哭泣，連要撐著去上學也非常困難。媽媽就這樣兩個城市來回跑，看上去也憔悴不少。

一年級下學期，她談了場遠距離戀愛，但因對方的情緒也不甚穩定，過程並不順利，兩人時常吵架。小九甚至在他們爭執過後，爬上家中的陽台。

「我真的也不知道自己站在那裡做什麼，風吹得我好冷。我一直想著跳下去就解脫了，可是又覺得好像會很痛。最後媽媽發現了，衝過來把我抱住，我們兩個就跌坐在地上，一直哭……」

雖然意識到這段感情對自己的情緒影響巨大，但她卻沒辦法對那個男生順利提分手。後來媽媽直接跟那個男生說，請他不要再打給小九，兩人才終於不再聯繫。

情況時好時壞，最後，小九還是在二年級上學期休學了。

休學過後，小九過了好一段渾渾噩噩的日子，甚至也提不起勁畫畫。

／

「看她這樣，我真的不知道要怎麼辦。又不能叫她振作，每次我這樣講，她就會說她壓力很大。」一次門診中，媽媽向我傾訴，她似乎也非常疲倦。

「雖然你只有小九這個孩子，但不代表她是你人生的全部。其實她上大學時，我也跟你說過，你也可以去找你自己的興趣和人生了。」我對媽媽說。

很多父母親因為覺得對生病的孩子歉疚，就放棄自己的追求與夢想，一直守在孩子身邊。但其實孩子早已長成，這樣過度的陪伴，有時反而阻礙了孩子的獨立

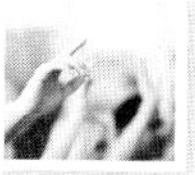

和進步。

「可是看她現在這樣，我又怎麼放心……」小九媽媽說的正是許多父母的矛盾。

「其實你也可以試著偶爾請爸爸陪小九來門診，或是讓她自己來。孩子不是你一個人的。」

「她爸爸就是不喜歡她來看門診……唉，好啦，我試試看。」

這些對話至少重複了兩、三年，從小九一次一次的情緒起伏又恢復的過程中，媽媽漸漸也意識到彼此獨立的重要性。

其實不只小九依賴她，她也好依賴著小九。

「媽媽，我最近真的有比較好了。我覺得你可以試試看去找工作。有些事，我真的可以自己來。」小九休學兩年後，接受了心理治療。有一次，她終於下定決心似的說出這些話。

媽媽聽了好驚訝，而我也感動不已。

媽媽開始去職訓班上課了。

起先，小九又開始情緒低落，很沒安全感的樣子。

「我最近連畫畫都不想畫了。我知道媽媽在振作，我也應該努力，但就是不知道要怎麼做。我都沒有靈感要畫什麼。」

「要不要試試看把你現在心裡的阻礙畫出來？」我說：「**你現在就像被一些透明的東西困住了，它們就像穿了隱形斗篷一樣，你試著把顏料潑上去，它們就會現形了。看不見的敵人最可怕，它們現形，說不定你就可以試著面對它們。**」

「好像可以試試看……」

「我還記得你高中時畫的那朵玫瑰，很特別，讓人印象很深刻。」

「你還記得？說不定我畫的也是那時的自己。」小九笑了，空氣中有種被記得的開心。

就這樣，小九一步一步地邁出步伐。就在此時，又有一個男生出現了，這個男生對她十分溫柔，常常陪著她來回診，是個像月光一樣的男生。

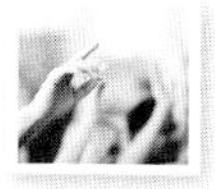

「好想從這世界上消失。」

小九重拾畫筆，說了很久的賀卡，終於帶來門診了。聽她聊著最近和男友在找房子，打算先同居一陣子，接著她也想找工作，畢竟如果要結婚，這樣比較好一點。媽媽本來很反對她再交男朋友，但現在也漸漸認同這個男生了。

「這次，我應該可以拿兩個月的慢性處方箋了！」

聽到小九第一次提出這個要求，我先錯愕了一下，畢竟這五年來，她幾乎至少每個月回一次我的門診。

但隨即我明白過來，她在告訴我，她真的長大了，我可以試著放手，讓她再次嘗試飛翔。

我在心底默默送上最誠摯的祝福。

「我好怕自己做出傻事，會傷害身邊的人……」

——文靜乖巧的女孩反鎖房門，一口氣吞了五十幾顆藥

那是一個文文靜靜的小女生，她給我的第一印象是：一隻小白文鳥。

這樣文靜的孩子，在學校通常不會惹是生非，但運氣不好時，麻煩可能會自己找上門。

白文鳥女孩就是這樣。她一路順利地讀到高二，成績不是頂好，也不是很差，在班上有幾個閨密，不特別引人注目，但也不算邊緣。

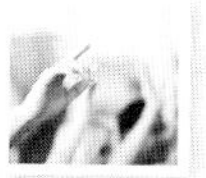

「我好怕自己做出傻事，會傷害身邊的人……」

一個男孩打亂了她的生活。

那是隔壁班最引人注目的男孩，運動、功課都好，不是最英俊，但陽光而開朗，直爽爽又大剌剌的。班上有好多女生喜歡他，包括白文鳥和她的閨密。

在班上很活躍的閨密態度積極，白文鳥只能把喜歡的情緒放在心裡。就在高二運動會那一天，閨密向男孩告白了。

「不好意思，我喜歡的是白文鳥。」男孩直接表示。

／

從那天開始，白文鳥原本平靜的生活就掉入了地獄。

／

閨密告白失敗後，氣呼呼的回到班上，在一天之內告訴所有同學：白文鳥是個婊子，假裝文靜乖巧，其實暗地裡勾引男生，貨真價實的騷貨。

第二天，白文鳥早上進教室時，迎接她的是同學們躲躲閃閃的眼神。她發現了書桌上用立可白寫的：**綠茶婊**。歪歪扭扭的字，就像憤怒和羞愧爬滿了她的心裡。

她整堂物理課都在試圖用尺刮除桌上那些字，刮不乾淨，就用拇指的指甲摳。不明就裡的物理老師喚她，「白文鳥，你不認真上課，在做什麼？」

啪的一聲，指甲斷了，她疼得滿心是血。

放學後，白文鳥去了廁所，回到教室後卻發現書包不見了。剩下的幾個同學看著她竊竊私語，不懷好意的眼神一直飄向窗外。她直覺地跑到走廊，扶著四樓的欄杆往下看。

深綠色書包墜落在操場的紅土跑道上，內容物肚破腸流，她的課本、講義、鉛筆盒，甚至衛生棉。

她聽見背後有人說：「我還以為會有保險套呢，婊子。」

回頭望去，同學們早已三三兩兩地離開了。風吹過她的裙襬，她心中只想著自己怎麼沒像書包一樣掉落。

「後來那個男生呢？」我問她。

她的嘴角抽動了一下，眼神卻是死的。

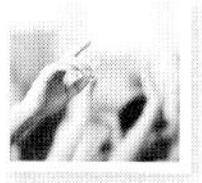

「我好怕自己做出傻事，會傷害身邊的人……」

「他看見大家這樣對我，也嚇到了，一直跟他們班上的人說，其實他沒有喜歡我，只是不曉得怎麼拒絕我的閨密，所以才那樣說。後來，他也沒有再跟我說過話。」

白文鳥原本以為男生這樣開脫之後，自己在學校的處境會好一點，誰知道過沒幾天，網路上的匿名學校社團出現了一篇標題為〈賤人白文鳥〉的文章。內容十分低俗沒品，甚至編造白文鳥在外面援交等荒謬的劇情。

白文鳥開始請假，因為她連走在路上，都會覺得陌生人的眼光特異，好像在對她的事情議論紛紛。她一週內就瘦了三公斤，原本就很小隻的她，顯得更加羸弱。

「每天坐著不動，眼淚就會一直掉下來，真的好煩好煩……我好想離開這個世界……」

／

經過不斷地調整藥物和心理治療，過了好幾個月，她的憂鬱症狀才漸漸平復。學校的風波也在上了高三之後，漸漸平息。

「大家現在都在念書，比較沒有在講那件事了，雖然我看到以前的閨密，還是會覺得不舒服。」她帶著書來門診，說趁著等候的時間也可以讀一點書，總算漸漸恢復了一些當學生的動力。

「這麼認真，有什麼特別想念的學校或科系嗎？」我問。

「哪裡都好，只要別跟以前的閨密上同一間學校就好了。可能會去讀科大吧，聽說她要選普大。」她幽幽地說。

「那個男生呢？」

「後來他有私底下傳訊息給我，向我道歉，問我還能不能給他機會，和他在一起。我還是很喜歡他，可是每次跟他說話，就會想到之前那件事，心裡都很痛。我們現在還是朋友，他約我在假日一起念書，但是在學校時，我們就會假裝不認識，因為真的怕了。感情的事，我打算等考完試再說。」

／

幸好，白文鳥的憂鬱好得還算快，沒有影響到考試。她如願上了家裡附近的科大，也和那個男生低調地在一起了。

在每個月固定一次的回診中，她會向我報告近況，偶爾遇到考試壓力大而睡不著，間歇地拿點藥吃，狀況都還算平穩。

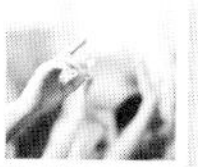

「班上新認識了幾個朋友，我們八個現在一群，分組都還算順利。」

「上次報告，有幾個人都不做他們的部分，其他同學來找我抱怨，可是我也不敢說什麼，我很怕像之前一樣，一個不對就被排擠或霸凌。後來我只好幫他們做，累死我了。」

「我和那個男生分手了，遠距離實在太難維持，不過，我們算和平分手，心情都還算平穩，只有哭一下下。其實，我和他心裡都還是有疙瘩吧。我常常覺得當初的事情，他很沒擔當，既然喜歡我，那時候為什麼不保護我。」

「高中的閨密突然傳訊息來跟我說想見面，想為高中的事情道歉。雖然心裡覺得現在道歉已經太晚，可我還是去了。」

每個月一次，她都會來向我倒倒心裡的瑣事垃圾，我陪她釐清一些心裡的細微感受，像把梳子一樣的工作。說完了，她會帶著小虎牙的微笑，靜靜地離開診間。

春天以來，COVID-19肺炎疫情爆發，門診有陣子人變少，白文鳥也不知飛哪去了。

／

再見到她時，已經五月了。急診的值班住院醫師陪著她來門診，說她在家裡反鎖房門，留著「**不要救我**」的字條，一口氣吞了五十幾顆藥。

她的表情僵硬，眼神空洞失神，像沒有靈魂的布娃娃。

媽媽離開診間之後，她才怔怔地落下淚來。

「其實從三月開始，我就覺得怪怪的，一直開心不起來，可是媽媽說醫院的疫情很恐怖，叫我不要來。一直撐到四月，我真的覺得快撐不住了，他們還是一直叫我不要回精神科，說我人好好的，為什麼要跟神經病一樣去看病。說我就是不知足才會憂鬱，說這樣我以後怎麼找工作，會留下紀錄之類的。可是我就是很煩很煩，都睡不著，書也讀不下，看著同學都覺得他們好像要背叛我……」

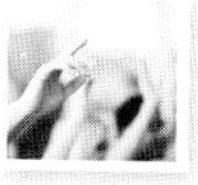

「我好怕自己做出傻事，會傷害身邊的人……」

因為擔心她的自殺意念，急診住院醫師詢問她有沒有意願住院，然而，媽媽在旁邊耳提面命地跟她說：「你好好回答，住院的話，你的人生就完了。」

「可是就算住院很恐怖，我也覺得沒差了，因為我真的好怕自己做出傻事，會傷害身邊的人……」她泣不成聲。

上大學之後，一直都是白文鳥自己來回診，好久不見的媽媽臉上寫滿擔心。

「醫生，我們家白文鳥有沒有跟你說什麼？」

「她之前一直都好好的。最近有發生什麼事嗎？」我詢問。

「可能又是和同學的衝突吧，她都不講，我也不是很清楚。」

「她現在處在滿嚴重的憂鬱狀態，說不定比高二那次還嚴重。如果不住院，我會很擔心她的人身安全。」我深深地擔憂。

「可是她如果住院，以後會不會影響她找工作？你看最近大家都在罵精神病，說憂鬱症的人就是不知足、精神病應該統統去槍斃。我們家白文鳥其實也不像那些人那麼嚴重，真的有必要弄到住院嗎？她會不會住一住就變成瘋子？」

媽媽一邊擔心被歧視，一邊心中也有許多想像和心疼。

「我知道最近的社會氛圍會讓媽媽很擔心，這也是基於你非常愛她。但以我的專業來看，白文鳥的病情和安全是我最首要的考量，畢竟如果她真的怎麼了，那你還在乎留下紀錄的事嗎？假如對於病房有疑慮，可以讓你們先去參觀環境，但最重要的還是她的安全。」

孩子說不出口的話，我只好想辦法替她傳達。

白文鳥母女離開了，約好下週回診時，會再視情況討論是否住院。

結束這次看診之後，我心中一直在想：什麼樣的社會氛圍，讓這些需要求助的人，走向精神科治療的路上困難重重？明明需要幫忙，卻只能自己苦苦掙扎，最後撐不住而自傷或傷人之後，社會再以重複的批評和論斷，讓更多需要幫忙的人依然不敢求助。

歧視就像桌上用立可白寫的文字一樣，讓人摳得滿手是血，也無法去除。不正確的輿論可以殺人，每一句不友善的文字，都讓人對精神科治療又卻步了一分，使受苦的人留在深谷裡爬不出來，終使那把悲劇的刀，再往內刺進了一寸。

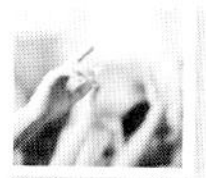

「我就是不知道要怎麼不亂想⋯⋯」

「我就是不知道要怎麼不亂想⋯⋯」

——高二孩子自己來看診，因為擔心爸爸，又不想讓爸爸擔心

兒心科門診偶爾還是會遇到這樣的孩子。

這個清湯掛麵的少女，讀前幾志願的高中二年級，說不到兩句，眼淚就潸潸而下，吸著鼻子啜泣，衛生紙用了一張又一張，幾乎很難把話完整說完。

她說，從高一下就開始莫名的情緒低落，心情好好壞壞已半年多了。她參加吉他社，升高二後還當上幹部，本來最喜歡抱著吉他彈彈唱唱，最近也提不起勁去團練。看著曾經最心愛的吉他縮在房間角落，染上了塵埃，她更無法控制地一直想著：我就是什麼都做不好。

最近一個月以來，她吃不下、睡不好，常常躲在房間裡，蒙著棉被哭泣，深怕家人聽見會擔心。

「我是美術班的，我很希望可以念國立的藝術大學，不要讓家裡負擔太重。可是我雖然術科很好，學科卻實在不太行。」她說著又哭起來。「最近心情這麼糟，書完全都念不下，考差了，心情又更糟糕，就這樣一直惡性循環……」

她的憂鬱症狀相當典型，且已持續一段時間，影響到社交功能與學業表現，「建議用藥」是我在評估過後，心中浮現的選項。

憂鬱症目前的治療分成藥物治療與心理治療兩種，也可以雙管齊下。但還在上學的孩子，尤其是高中生，每週請假接受心理治療實在不是一件容易的事。特別是憂鬱症狀較嚴重的孩子，藥物可以協助腦中的腦內啡穩定，修復失去功能的神經元，讓孩子能從憂鬱情緒中盡快恢復起來。

但問題是，**她自己來**。

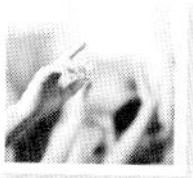

從接受兒童青少年精神科專科醫師的受訓開始，就時常見到前輩、同儕們甚至學弟妹們面對這樣的兩難：一名青少年帶著滿腹的心事來找你，卻不願他的家人知情。

每位接受求助的醫師心中懷揣著想要助人的熱情；然而，另一面卻是可能會承受指責的恐懼。面對尚未有法律上完整行為能力的未成年孩子，醫師想給予協助，卻總是綁手綁腳，診間成了鋼索台。

聽過其他兒心科醫師分享為未成年患者診療的經驗。

「我曾有一個個案，十七歲的高中女生，單獨前來就醫，在診間流著淚表示，單親母親得了癌症，自己因為擔心她的身體而吃不下、睡不著，取得了母親的同意，自己一個人前來就診。因為她的失眠情況嚴重，我開了一些安眠藥物，請她三天後再回診，並且告訴她，若母親情況許可，還是邀請母親最好一起過來。

「三天後，母親真的來了，孩子卻沒出現。這位母親情緒非常激動，她表示自已完全不知道孩子來看精神科門診。我試圖向這位母親解釋孩子當天的狀況，才發現母親根本沒有得癌症。她在診間對著我咆哮，『我的孩子很正常！你竟然沒經過我同意就開安眠藥給我女兒吃。她昨天跟我吵完架之後，一次把藥全吞了。我一定要告死你！』

「由於這位母親不停地干擾看診，院方甚至出動了駐警勸離。母親揚言提告，然後到醫院、衛生局、衛福部等機構，四處投訴我……」

同行最後淡淡下了註解，「以後沒有家長陪同，我再也不替未成年孩子看診了。」

有些前輩比較正向些，認為告知父母的結果不一定不好，可能反而是增進親子溝通的一個契機。

然而在診間，這些揣著祕密的青少年與希望一切公開、透明的醫師往往劍拔弩張。「你若告訴我爸媽，我離開這裡就馬上去死！」等令人心驚膽跳的話語，時有所聞。

這些無窮無盡的兩難，似是兒心科醫師的原罪。

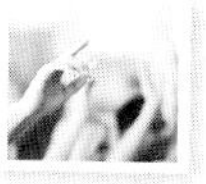

這些想法和前輩的諄諄叮嚀在心中轉過了一圈，我仍沒有答案。解鈴還需繫鈴人，我只得開口問：「你這麼難受，怎麼不請家人陪你來呢？」

「不想讓家人擔心。」清湯掛麵簡短回應，帶點決絕。

「你難過這麼久了，都沒找人聊過嗎？就這樣一個人悶著？」我問。

「沒有。」清湯掛麵遲疑了一下，又開口，「有時候會跟朋友說，他們都會叫我不要亂想，但我就是不知道要怎麼不要亂想……我也不想造成他們的麻煩。」

她又把臉埋進掌間哭泣。

這群壓抑的孩子很怕造成別人麻煩，因此，在來到精神科診間如此艱難的道路上，他們選擇風雪獨行。

但兒心科醫師也有愛莫能助的時刻。我確認了她的自殺風險高低，再解釋藥物作用的原理，以及為何我認為她需要藥物協助，但是，我不能開藥給她，因為尚未對她的家人解釋這一切。因為，她未成年。

末了，我幫她約了下一回的門診時間。

「雖然我這次不能開藥給你，但我真的非常希望，你後天可以帶著你的家人來。如果你不希望我把事情告訴家人，只要不涉及你或別人的安危，我會儘可能地保密。但我會向他們解釋為什麼你需要用藥，爭取他們的理解。這樣可以嗎？」

我努力以柔和的語氣說，很擔心自己這樣的堅持，反而會失去一個幫助她的機會。

語畢，我慎重地把回診單交到她蒼白的手上，像是一個約定。

／

兩天後，清湯掛麵來了。

清湯爸也來了。

清湯爸外形魁梧，豪邁地咀嚼著檳榔。他穿著白色吊嘎和沾滿油漆的短褲，粗壯的手臂上爬滿了刺青，龍呀鳳的熱鬧非凡，動物園似的。

他一屁股坐下來就把手指節扳得喀喀作響，說：「聽說醫生你叫我來喔？阿喜妹衝啥？」

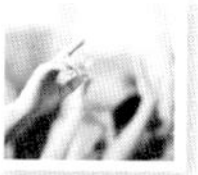

我看向旁邊的女孩，她臉上的表情相當侷促不安。

「呃，我想瞭解一下……爸爸，你看清湯掛麵最近的狀況如何？」

「她喔，從小就很乖啊，也很認真讀書。最近也不知道怎麼了，每天一放學就縮在房間裡，都不出來，我本來以為是因為那個吉他，可是也都沒聽到她在彈。我也很忙啊，哪有時間管她那麼多。囝仔人應該就是不知道在假鬼假怪什麼吧。」

爸爸雖然嘴上並不溫柔，但仍可從他瞪大的眼中看出擔憂。

「你都說你很忙，可是我看你明明也都常待在家啊。」清湯掛麵小小聲地說。

清湯爸在工地工作，因為勤奮負責，加上做了二十幾年，在工地現場的地位頗高，已經是手下有一大班人的管理職。不料，他去年摔傷了腰，休息了好長一段時間，固執的他又不好好復健，現在願意找他的工地銳減，於是他有許多時間賦閒在家。

「那家裡的經濟還好嗎？」我問。

「家裡就我們兩個人，是還過得去啦。」

爸爸在過去幾年有些積蓄，目前經濟倒是不至於陷入危機。媽媽則是在清湯掛麵上幼稚園的時候，就車禍過世了。

「但是她要讀大學，我還是要存點錢，現在已經煩惱得要死了。啊結果她給我來看什麼精神科，又不是肖仔。」爸爸埋怨著說。

一旁的清湯掛麵的臉越來越垮，於是我明白了為何上次她自己來。

「叫你好好去做復健，你又不去！醫生都說你要趕快復健，以後才不會有後遺症，你都沒在聽！你這個有可能會不能走路欸，你不看醫生，只好我來看啊！」清湯掛麵突然一次把心裡話全都爆發出來，爸爸的臉色頓時變得非常難看，顯然即將破口大罵。

「**你想說的其實是，你很擔心爸爸**，對吧？」我慢慢地說，劍拔弩張的兩人頓時軟化了些。

「都不好好照顧自己，我上大學以後，他怎麼辦……為什麼我這個年紀要擔心這些事情？別人都在追韓星、追什麼……」

女兒啜泣起來。爸爸愣在椅子上，不知道該說什麼。

「恁伯還沒死，你是在哭啥啦……」爸爸有點猶豫，但還是拙劣地拍了拍女兒的頭。

我和父女倆又談了一陣，最後，爸爸同意讓孩子來門診追蹤用藥一段時間，至

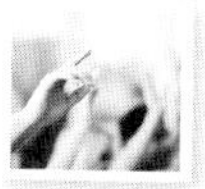

少先讓情緒與睡眠穩定。

「醫學什麼的，我是不懂啦，反正就交給醫生你了。」

拿了批價單之後，父女倆本來出了診間門，但是爸爸又自己推門進來。

「醫生，就拜託你了。這孩子從小就沒有媽媽，我也沒再娶，她很貼心、很乖，從小都沒有讓我煩惱。我知道我不會講話，她有心事可能都悶著，來這裡有個出口，我想也好。反正就麻煩你了。」

「聽她說當然是沒問題，但**對她來說，最重要的還是你**噢。剛剛她希望你做的事，你也聽到了，她很擔心你的腰。」我又提醒爸爸。

「好啦好啦，就是做復健嘛。你們這些查某人都一樣囉嗦。」爸爸一邊擺手，一邊關上診間的門。

／

過了一週，清湯掛麵又自己來了。

「爸爸呢？」我問。

「我們是一起來醫院的，他現在去復健科做復健。」

她回答，我們相視一笑。

「清明連假，我們要一起去看媽媽，爸爸說不能讓媽媽看到他身體這樣，可能會被託夢碎念。」

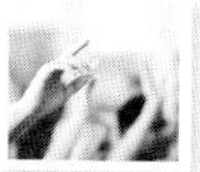

「媽媽……好像只愛一部分的我？」

——媽媽假裝不知道她戀上同性……那種沉默，卻令她窒息

在我還是醫學生時，有一次印象深刻的精神科跟診經驗。

那日下午，門診已近尾聲，正是金色黃昏灑滿診間的時刻，一對憂心忡忡的父母帶著他們的青春期孩子，進了診間。

逆著光定睛一看，眼前這位生理女孩打扮中性、帥氣。一頭刺刺的頭髮張揚著，正如她臉上倔強不屈的表情，彷彿她在外頭已經和爸媽冷戰了一世紀似的。

爸媽開門見山，「請醫生矯正我孩子的性向。」

這個國二的女孩，因為在學校和學姊寫情書、牽手被老師發現，通知了家長，於是爸媽氣急敗壞地帶孩子來精神科。孩子緊鎖著嘴唇，一句話也不說。

沒想到在這個年代，還會有人帶孩子來精神科門診說要矯正性向。站在主治醫師身後的我，著急地想看他如何面對這個難題。

在我想像中，主治醫師會帥氣地說：「同性戀不是病，你們可以退掛了。」然後留下錯愕的父母和揚起勝利笑容的孩子。

結果沒有。

「因為她一直不開口，所以我們幫她排了心理測驗，也許可以再多瞭解她一點。」主治醫師沒說這不是病，也沒說這是病，就這樣技巧性地結束了這次門診。

他們出去後，主治醫師轉過身來問我：「醫學生有沒有問題？」

我心下實在疑雲重重，便直問：「老師，據我所知在一九七三年，同性戀就已經從精神科診斷中移除了，為什麼還要幫剛剛那位排心測？」我連「病人」二字都不想說出口，因為我打從心底認為她不是病人。

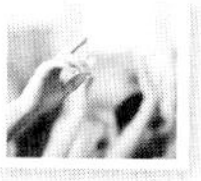

「如果我直接告訴他們『你的孩子很正常』，你認為他們出了這個門，下一步會做什麼？」

見我愣著，主治醫師現出充滿歲月智慧的微笑。

「他們很可能會直接帶著那個孩子去下一個精神科門診，直到問到願意幫她矯正性向的醫師為止。既然如此，不如把他們留在自己的門診久一點，爭取時間，讓他們好好對話，不讓孩子受到傷害，我認為這樣對孩子的幫忙更大。」

當時我對老師的回答懵懵懂懂，實在不確定這樣拐彎抹角的做法，是不是真的比較能幫上這群孩子。

／

十年後，同婚都已經通過了，很遺憾地，門診偶爾還是會有這樣的主訴：「性向問題」、「心理變態」、「性向不正常」等。

通常因為孩子的性別或性向問題來求診的家長，好一點的是要我勸勸孩子，怕他未來的路太難走；更常見的慘烈狀況則是要我治療孩子，把他變回「正常」，或者直接罵孩子是不正常、變態。**如果話語可以刺穿皮膚，我想診間鐵定血流成河。**

任憑我怎麼費盡心力地同理家長，耗費時間向他們解釋這真的不是一種病，要他們試著去接受孩子，然而下次回診，等著我的總是叫不到人。偶爾有幾個自己跑回門診的孩子告訴我，家長還是帶著他們去見一位又一位的精神科醫師，希望矯正性向。孩子受盡了苦楚。

／

在這群孩子中，小安或許算幸運的那個。

她來到診間時，已經高三了，將屆成年。戴著金邊眼鏡，有些頹廢氣質，留著歌手魏嘉瑩髮型的她，是學校熱音社的主唱，在校廣受同學和學妹們的歡迎。安媽倒是比前述的那些家長冷靜一些，也聰明一點，並沒直說不贊成小安的性向，只是認為小安有些憂鬱，覺得她需要來看診。

安媽離開後，小安沉默了一會，才說：「她好像完全不知道我在憂鬱什麼。」

「那你在憂鬱什麼呢？」我問。

「其實我好像應該要很知足了。自從高二時，她發現我和學姊的關係之後，她

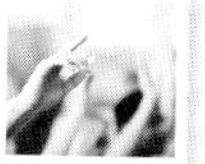

沒有把我趕出家門，也沒有對我大小聲，或是跟我爸講。她只是……假裝不知道這件事。」

小安深吸了一口氣。

「然後她就變得很在意我的成績，以前她不會這樣，每天都問我要念哪間學校、什麼科系，說已經高二了，我應該要把心思放在課業上。她完全避談我和學姊的事。以前她明明很喜歡問我有沒有喜歡的男生之類的，但現在也完全不問了。」

「她好像想要用談課業來讓你不要談女友的事。」

「對。我和學姊現在是遠距離，很辛苦。最近我開始很努力地想考上學姊念的那間大學，所以我就這樣回應媽媽的問題，結果媽就閉嘴了。**她什麼都沒說，但我心裡好難受。**我拚命說服自己，她已經很好了，至少她沒有像電視上演的那樣，一直要我去喜歡男生，她已經是很好的媽媽了……」

「但有時候好像說服不了自己。」

「對。我一直在想，她好像只愛一部分的我，在陽光下看起來很光鮮亮麗的我，念第一志願、會唱歌、長得不錯；另一部分的我，她連看都不想看，連家門都不給進。**可是我就是一個人，她不能只想要一部分的我啊！她想要我分享生活，但是這個不准講、那個不能說，一講到，她就沉默。**」

小安把自己的感覺說得好清楚，清楚得令人心痛。

「關於媽媽的沉默，你怎麼想？」

「**當媽媽那樣沉默，我就覺得她其實在心裡罵我：又來了，我不想聽這個，給我我要聽的答案。**我聽到的好像是這樣，她只有聽到自己想聽的答案和事情，才會有回應。她好像Siri，要說出關鍵字，她才會有反應。上次我說要參加跨校的熱音社成果發表會，她馬上就問我：『那有沒有男校參加？』你知道那有多傷人嗎？好像她就是否定我的一部分，她永遠也不會接受。」

說到這裡，小安已是泣不成聲。

「你需要我跟媽媽說什麼嗎？」我輕聲地問。

「我也不知道……可能聽聽她的苦水吧。醫生，對不起，還要花你更多時間，但是我想媽媽可能也很辛苦，她要夾在我和爸爸之間……」

小安一邊抽泣，一邊卻說出了如此讓人心疼的話語，這樣一個貼心的孩子啊。

安媽進來之後，我看見了她那不安卻又強自鎮定的眼睛。

「醫生，我們小安還好嗎？她都跟你說了什麼？她最近常常哭，是不是有憂

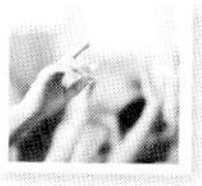

鬱？」安媽急迫地問。

我心裡想著，或許對媽媽來說，憂鬱症還比女兒是同性戀容易接受吧。

「媽媽，你現在有沒有擔心小安什麼？除了她的情緒之外。」

「情緒之外？當然最擔心的就是她快不快樂啊，還有她未來大學要讀哪裡啊。其實做父母的，都只是希望孩子快樂就好。」

我在心裡嘆了口氣。

「那你對於她讀什麼大學，有什麼想法呢？」

「其實我也都沒有一定要小安讀什麼學校欸，她開心就好。」

「那媽媽，你對她的交往對象又有什麼想法呢？」

出現了，令人窒息的長長的沉默。

「是不是小安跟你說了什麼？」沉默過後，媽媽突然像逼問我似的說。

「媽媽，我注意到你剛剛沉默很久，你在想什麼呢？你應該有很多擔心吧。」

又是長長的沉默。

安媽最後像下定決心似的深吸了一口氣，才開口。

「其實小安跟我說這件事之後，我心裡一直很亂。我身邊也沒有人可以討論。她爸爸如果知道，一定會把她趕出去。我的家人、我的朋友……你知道我們這一代，這種事還沒有這麼流行，身邊根本沒有什麼女生喜歡女生、男生喜歡男生這種不正常的事情。啊，我知道現在已經合法了啦，也不能說不正常。」

安媽像說溜嘴似的連忙改口。

「我只是一直想：為什麼我女兒會這樣？我是不是做錯了什麼？懷孕的時候吃到什麼東西？還是我們家庭不夠溫暖？你知道嗎？我沒辦法想像小安和女生牽手、親吻。為什麼不是跟男生在一起？我們家小安像我，長得也很漂亮啊，上大學一定會有很多男生喜歡。她是不是讀女校才會這樣？因為還沒看過很多男生……」

「我也怕她壓力很大，所以我都不問她這件事……」落淚的安媽說出了這句話。

「媽媽，不知道你有沒有想過，**你刻意的不問不談，對她來說，也可能代表著你沒辦法接受全部的她？**」

安媽那天說了很多她的感受和掙扎，甚至她自己從小生長的環境，如何讓她沒

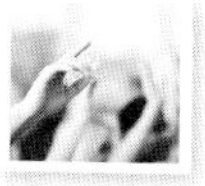

辦法接受這件事等。然而，當我邀請她下次再與小安一起回診和我談談時，她卻又拒絕了，彷彿剛剛那些話只是一時失控似的。

／

小安下次回診時，氣色看起來好些了。她拿出手機，說要讓我看她的演出。

「我很喜歡魏嘉瑩，所以這次的成果發表唱了她的歌。」

畫面裡的小安穿著白T恤、牛仔褲，斜背著吉他，和樂團的其他成員一邊說笑，一邊表演，散發出十足的舞台魅力。

那是一首名為〈喜歡我吧〉的歌——舞台上，她唱著輕快的旋律：

你喜歡我吧　喜歡我的樣子吧
你喜歡我吧　喜歡我的紅頭髮
你喜歡我吧　我有堅強和善良
桌上有一百塊我也不會偷走它

我們的孩子
在呼救

我深愛著你　其實你不知道啊
我深愛著你　也從來沒對你講
多希望能和你牽手看看夕陽
讓你知道有我在　其實真的還不錯吧

診間流淌著小安沒對媽媽說出口的願望，旋律輕快，卻不知怎的令人想哭。

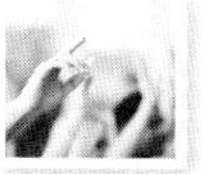

「如果我馬上送她去醫院，說不定她就不會死了。」

「如果我馬上送她去醫院，說不定她就不會死了。」

——最好的朋友死了，少女一滴眼淚都沒有掉

小夢是一個人如其名的女孩，高挺的鼻梁，白皙的皮膚，看上去總是帶著些許迷離的眼睛。她整個人看起來彷彿不該生活在這庸庸碌碌的世界，而應該住在雲深不知處的木屋裡。

才頭幾次回診，就碰上了她閨密的頭七。

「那天我們約去高雄。我和她是國中同學，其實很久沒約了。」小夢以一種描述夢境的語氣對我說著。從她的表情看不出任何的情感，只有一種心緒會被帶得很遠的氛圍。

「我們先去新崛江逛街，我買了一件新外套。然後去吃一間隨便找的火鍋，那天不知怎麼的，我們食欲都不好，還以為是東西不好吃。下午我們想去坐百貨公司頂樓的海盜船，排了好久的隊，她的臉色越來越不好，跟我說肚子痛，我問她那要不要算了，我們就不要坐了，回台南看醫生吧。她休息一下，又跟我說還好，那時候也剛好排到了，我們就還是上去坐。

「結果海盜船第一次衝下來的時候，她就吐了。海盜船還在那邊晃呀晃的，旁邊的人都快嚇死了，我很怕她吐在別人身上，就趕快用新買的外套把她包住，最後停下來的時候，我整件外套都是她的嘔吐物。」

我想像著那個畫面，黃昏的百貨公司頂樓，孩子們興奮的遊樂園，有摩天輪、旋轉木馬、海盜船，而一名少女卻在這應該充滿歡樂的地方，吐了。

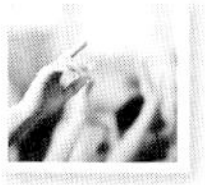

「她下來之後，有點站不穩，還急著想跟我道歉。我們在那邊的椅子休息了好久，把身上先洗一洗，最後她比較好了，我們才一起去火車站，搭火車回台南。」

「後來呢？」

「她回家之後，我有傳訊息問她有沒有好一點。她回『好多了，不用擔心』。然後隔天我的訊息她就都沒回了，沒讀也沒回的那種。」

「你沒有覺得很奇怪嗎？」我問。

「我以為她在生我的氣。」

「生你的氣？」

「因為那天我剛買的新外套被她毀了，回程的火車上，我雖然擔心她，但是都沒跟她說話。所以後來她回我沒事，我覺得那句話也很簡短，就以為她又在生我的氣了。從我們上高中以來，她常常這樣，有時會問我是不是交了新朋友就不想理她了，有時好幾天都不和我說話。」

「嗯，本來上了不一樣的學校，生活圈也很可能不同吧。」

「對啊，那時我確實有認識一些新朋友，有時候也會……覺得她這樣有點煩。她後來不知道為什麼迷上一款遊戲，每次都一直和我聊那個遊戲，但其實那個遊戲我已經退坑了，所以有點懶得聽她一直說裡面的角色怎樣……我覺得很幼稚。」

「喔？那是什麼遊戲啊？」

「『戀與製作人』。醫生，你聽過嗎？是一款戀愛養成遊戲。」

「有聽過。」

「反正後來她就很迷『戀與製作人』，見面時都想找我一起玩，但我已經不覺得好玩了。可是我和她也沒什麼別的共通話題。我最近心情本來就不好，都不太想出門，所以其實在這次一起出去之前，我們已經好幾個月沒約見面了。」

小夢停頓一下，吸了一口氣。

「誰知道，這就是我們最後一次見面了。

「後來過了一個星期，終於有人回我訊息，是她姊姊用她的帳號回的。她說她已經在加護病房過世了。好像是卵巢扭轉還是什麼的吧，我也不知道那是什麼。她姊說，她在加護病房時，有一次比較清醒，還交代她的家人不要跟我說她的狀況，怕我會擔心，而且她在加護病房很醜，她怕我會跑去探病看到她的樣子。

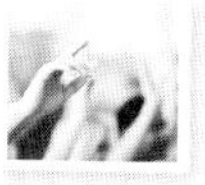

「以前國中的時候，我常常去她家，最近很久沒去了，沒想到會是在這樣的狀況下再去。一進門就是一個靈堂，掛著她的照片……」

小夢原本就是因為低落情緒來門診的，又遇上這件事情，她連學校都不想去了。但很特別的是，雖說小夢講述的內容是那麼悲傷，她臉上卻掛著一絲奇異的微笑，彷彿這一切離她很遠很遠似的。

「我聽你說這些事情，你好像應該很難過，但聽你說起來的感覺，卻像是發生在別人身上似的。」我把我的感受說出來。

「是嗎？我媽也是這麼講。她說我很可怕，明明那麼好的朋友死掉了，可是我好像一點都不傷心。」她幽幽地說：「我也不曉得自己怎麼了，從知道到現在，我都還沒哭過。」

／

接下來的一年內，我漸漸明白了小夢為何會是這樣的反應。

小夢的爸爸自從經商失利後就頹廢在家，白天都在外面酗酒，回到家則像把陳年的積怨發洩出來似的，對著小夢狂罵，「你媽娘家借我錢，又有什麼了不起！要不是先有了你，這個婚我當初幹麼要結！」甚至動手掐小夢的脖子，詛咒女兒去死。

媽媽雖然不會對小夢動粗，但沒辦法阻止丈夫酗酒。再加上丈夫向她哥哥借了上千萬，卻還不了，導致她在自己娘家人的面前抬不起頭來。

媽媽身兼數職，拚命地想要還錢，每天回到家，都已經三更半夜。小夢含淚等門，然而看到媽媽累壞的樣子，不欲增加媽媽煩惱的她，只能繼續裝睡。

裝睡裝久了，好像任何事情只要別太清醒，都可以這樣應付過去。**小夢迷離的眼神彷彿永遠沒睡飽似的，或許就算她睡著了，也在噩夢裡醒著，而醒著，卻又不能把眼前的現實看得太清。**

／

就這樣回診了一年，小夢談家庭、談學校、談戀愛，卻沒有再提起過她死去的閨密。

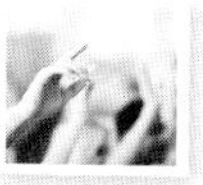

我看著病歷，上頭記載著她一年前說過的話，不知為何陡然想起，她閨密過世一年了。而如今的小夢經過休學、復學，已經慢慢地回到學校，努力地把這一年間的空白補上。

「她走一年了。」這次來，小夢果然劈頭就這麼說。

「有去看看她嗎？」我問。

「上禮拜，我有去她家，陪她的家人講講話。其實我覺得他們有點把我當成他們女兒的替身，一直很關心我，拿東西給我吃啦，問我最近學校怎樣啦，讓我有點不知道怎麼辦，所以有些忍耐地撐完那段時間。」

「啊，辛苦了。」

「那天回家之後，不知道為什麼，突然很想把『戀與製作人』載回來看看。因為我家網路很慢，那個遊戲又很大，我足足花了四個多小時才下載完，反正我那天也睡不著，就慢慢等，一直到半夜兩點才下載完畢。然後我打開遊戲，我竟然還記得密碼。那個帳號其實是我之前玩的，後來因為我要退坑，剛好我閨密迷上，所以我就直接把帳號給她用，之後我就沒再打開過了。結果你知道我那天打開後，發現什麼嗎？」

「發現什麼？」

「她超認真玩這個遊戲，她把所有可以解的任務都解開了，比我當時給她時的進度超前好多。她那個程度是……我現在即使空白一年再開始玩，也可以很輕鬆的狀態。遊戲當中有鑽石，那是不太容易得到的寶物，可以拿來買很多道具。我那時候要退坑前把鑽石都花光了，結果現在裡面竟然有幾千顆鑽石。」我第一次見到小夢的眼眶有些泛紅。

「那些鑽石好像是留給你的禮物。」

「我想了很久，說不定那時候她很希望透過這個遊戲跟我有話題，可是我都不知道，自己自顧自地憂鬱。那一次也是她約了我很多次，我才勉強答應和她出去。後來我一直很自責，覺得當初怎麼沒有看出她的不舒服，馬上送她去醫院，說不定她就不會死了。在火車上，我竟然還在生她吐了，弄髒我外套的氣。我後來完全不敢再想到這件事情，遊戲也都不想打開，如果我早點打開就好了……就好像她還在……」

說到這，小夢已泣不成聲。

我沒說話，讓她哭了一會，見她開始擦去眼淚，我問：「之後會繼續玩這個遊戲嗎？」

「會吧，我不會花太多時間玩，不過會偶爾進去看看。」

小夢放聲大哭後，重新抬起頭。她像座大雨過後的城市，帶著重生的感覺。

「就像去看看老朋友一樣。」我說。

小夢帶著眼淚笑了。

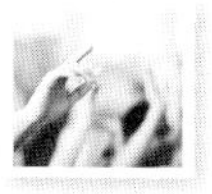

「如果我馬上送她去醫院，說不定她就不會死了。」

你可能以為……

「孩子只是多愁善感，在無病呻吟。」

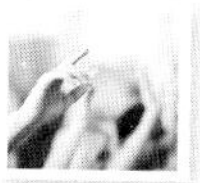

「其實我也知道不該妨礙爸爸追求幸福……」

——留著俏麗馬尾的少女，因為拔毛症，把自己拔到快禿頭

這天的門診結束後，一位護理師走進診間，看見我邊關電腦，邊微笑著，問我怎麼看起來那麼開心。

剛走出去的那對父女，我聽了他們三年的故事。

最初，國中少女子寧是因為拔毛症來的。

拔毛症是一種棘手的症狀，患者會一直想拔除身上的毛髮，包括頭髮、眉毛或是睫毛等，每個人的狀況不同。

在診間不斷搓手的子寧，兩隻手臂都被抓得紅紅的。雖然頭上綁著緊緊的高馬尾，但仔細看，髮際線有略微光禿的跡象。爸爸說，子寧的房間裡總有一落一落的頭髮，每次掃地都快滿出畚斗的那種。雖然他一直提醒她不要拔，她也都說好，但情形總是時好時壞，不見改善。

剛開始，我轉介子寧做了認知行為治療，拔毛的情形有稍微改善。但是在治療結束後，孩子這行為又出現了，並且還多了一些像是自傷的狀況，手臂上常常被抓出一道一道的痕跡。我也嘗試過用一些藥物，都只有短暫的效果。

身為門診醫師，當然是挫敗的，對於這項看來棘手的疾病，一時間找不到什麼可行的治療方式。我心底總覺得她的行為很有心理層面的意義，然而在短暫的門診時間，不適合太深入地和她談。也曾經有好幾度想跟她說，不然她有需要再回診就好，我就不約了，不過，我知道那是來自於「覺得自己沒幫上忙」的無力感。

每回我硬著頭皮約了回診，她都還是來了。每個月她來，都傾倒一整個月分發

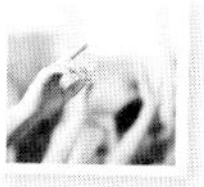

「其實我也知道不該妨礙爸爸追求幸福……」

生的事：班上的小團體、英文老師很機車的事、補習班老師很好笑、跟閨密又吵架了……

很多時候我只是聽，一直聽，像個迎接放學孩子回家的媽媽。

／

子寧的媽媽在她念幼稚園時就車禍過世了，留下她和弟弟。

前幾年，爸爸認識了一位吳阿姨，但他沒有減少對兒女的疼愛。不過，或許是不曉得該怎麼處理這樣的關係，爸爸總在姊弟倆睡著之後，偷偷摸摸地溜下床，出門去吳阿姨家約會，天亮才回家。然而，姊弟倆逐漸長大，漸漸明白爸爸每晚都去了哪裡。

對此，子寧表示，「其實我也知道不該妨礙爸爸追求幸福，但每次醒來，看見爸爸那邊空盪盪的床，心裡就是忍不住會生氣嘛。」

個性頗為早熟的子寧，心思十分細膩。「我最討厭的就是爸爸每次答應我們的事情都做不到！像上次說好要帶我和弟弟去夜市，結果當天才說吳阿姨也要一起去。阿姨要去也就算了，她兒子、姪子什麼的也都要去！」

「不過，爸爸還是有要帶你和弟弟去夜市嗎？聽起來，他好像也不是完全沒做到答應你們的事？」我試探地問。

「話是這麼說沒錯啦，但是你知道，那種感覺就差掉了。我也不是討厭吳阿姨的兒子和姪子，可是就是跟原本想像的不一樣嘛。」子寧委屈地說。

「聽起來，你本來想像是你們一家三口開開心心去逛夜市，結果突然間多了好多人。」

「對。本來我去夜市的時候，如果看到喜歡的衣服，就會向爸爸撒嬌，爸爸有可能會買給我和弟弟。可是吳阿姨他們也去，我就不可能這樣吵了，因為爸爸一定會說一人一件。雖然夜市的衣服不貴，但是這樣下來也是一筆錢，爸爸上班很辛苦，我不想讓他花那麼多錢。不只衣服這樣，吃的、喝的，都要考慮……」

子寧邊說邊繞著髮尾，想來她往往就是在陷入這種苦惱時，繞著繞著就把頭髮一根根拔下來了。

「在這次的事件裡，錢在你心裡就好像爸爸的愛，爸爸的愛就是那麼多，如今不但要分給吳阿姨，還要分給她的兒子、姪子……一堆根本不知道是誰的人，你怎麼可能平心靜氣呢。」

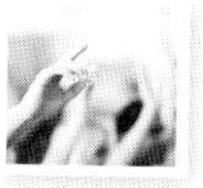

「其實我也知道不該妨礙爸爸追求幸福……」

我把這些想法說出來，子寧的表情裡有種被理解的緩和。

已經有太多人告訴她，要懂事，要長大，要體諒爸爸。這些，其實她心裡都知道，也想做到，但**此刻她需要的不是那些告訴她該怎麼做的聲音。人被理解與涵容之後，才會產生力量，往成長的方向前進和探索。**原本在多數的理想狀況下，應該是父母或孩子身邊的人給的東西，有時，我也只得在門診中有限地給予著。

／

有一次，因為爸爸太常去吳阿姨家，親子三人起了衝突。子寧已經上高中了，自己淚眼婆娑地跑來門診找我訴苦。

「爸爸真的很過分！他也不想想，弟弟現在才六年級，一個國小的學生常常就這樣被丟在家裡，我看弟弟的情緒也越來越暴躁，搞不好之後他也要來看門診了。」

子寧雖然嘴上說著弟弟，但我知道她說的其實是自己的心境。

「上次跟我約好要去補習班接我，結果竟然因為吳阿姨臨時叫他去幫她修電燈，他就把我丟著。雖然我講電話的時候也是有小小對他生氣啦，他可能是生氣了才不去接我，可是怎麼可以這樣！」

我覺得需要聽聽爸爸的說法，於是約了下回，請爸爸一起來門診。

子寧的爸爸頭戴棒球帽，一身運動打扮，保養得挺好。黝黑的皮膚搭配靦腆笑容，讓人想起港星古天樂。

我小心地轉述孩子的感受，也聽聽爸爸的難處。

「這陣子我可能工作真的太忙，加上我女朋友的爸爸最近過世了，事情比較多，我真的很累。子寧發起脾氣來，那張嘴真的是……我很容易被她激怒，一個衝動就忍不住和她大吵。有時候我都覺得再這樣下去，要換我來精神科了。」

「其實子寧也知道你的為難。**她對你生氣，主要還是很希望你多陪陪她**。她現在高一，再過兩年就要上大學了。你們其實是感情很好的父女，很多女生在她這個年紀早就不黏爸爸了。她真的很愛你的。」我把時間軸拉遠，希望讓爸爸可以跟著思考。

爸爸聽完我的話之後，點點頭，忽然感性起來。「我也曉得，再陪她的時間也沒幾年了。她上大學之後，就會有她的生活。雖然工作很忙，我還是會盡量抽時

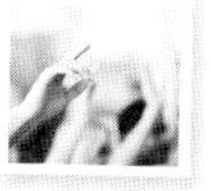

「其實我也知道不該妨礙爸爸追求幸福……」

間看看的。謝謝你，謝醫師，每次都聽她說話，這幾年真的是麻煩你了。」

這天他們來門診，子寧興奮地報告：父女倆規劃了下下個月要去巴黎。

「她之前參加創意科展的那個作品，我鼓勵她去參加巴黎的發明展，結果入選了，所以最近就開始準備訂機票、弄住宿那些。」

「我之前不是有跟你說過嗎？在車上安裝機器，偵測附近有沒有救護車或消防車，讓駕駛人可以提早準備讓道的那個。之前我們學校老師都說不可行，可是爸爸找他認識的大學教授一起討論，現在真的入選發明展了欸！」子寧掩不住興奮，話說個不停。

「我對這方面其實不懂，不過我那個教授朋友說子寧很有天分，很少人會想到這個idea，所以鼓勵她投投看，沒想到真的上了。」爸爸也露出燦爛的笑容。

「我現在很擔心，」子寧突然嘆了口氣，我和爸爸一時都摸不著頭緒。「聽說在法國，大家都穿得很漂亮，我該穿哪些衣服去，才不會顯得很俗啊！」

子寧甜蜜地煩惱著該穿什麼衣服、英文說不好啊法國是說法文、聖母院被燒掉了好可惜不能參觀等等，而我們都知道，她嘴上煩惱得越多，心裡越是期待得不得了。

「對了，雖然很久沒討論這件事，但我注意到最近子寧拔毛的情形好像變少了。」最後爸爸在離去前，突然對我說。

門診結束後，我想著：拔毛，會不會也是一種很微小的自我傷害。而通常**每個自我傷害的行為背後，可能都有一顆很想被看見、被好好愛著的心。**

在兒心科診間，醫師很多時候或許是個演員，演爸媽、演朋友、演兄姊、演老師。不管扮演著什麼角色，**不被自己的挫折感打倒，持之以恆地去真摯傾聽**，總還是會幫助到誰的吧。

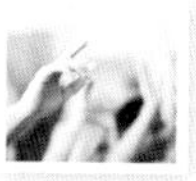

「有時候我真的好討厭自己。」

——她細數著媽媽的男朋友們，飛揚的手上是密密麻麻的割腕傷口

小麥第一次來我們診時，是一個「未演先轟動」的概念。

／

下午診都還沒開始，我就接到一通總機轉來的電話。

「謝醫師，××國中的輔導老師說有事情找你，請問直接轉接嗎？」總機甜美的聲音詢問著。

我蹙眉，經驗告訴我，通常這不會是什麼好消息。

「好。」

緊接著傳來急切的聲音。

「謝醫師您好，我是××國中的輔導老師。您下午門診有一位病人×××，是我們這裡的學生——」

「等等，她看過我的門診嗎？」光聽名字，我並沒有印象。

「沒有，她今天是第一次看。但是因為她的情況比較特殊，所以我希望先跟你說一下她的狀況。」

接下來，這位輔導老師無法停止地告訴我，這個孩子很依賴他，依賴到如果沒有隨時在孩子有需要時陪她談，她就會以割腕要脅。他已經不知道該怎麼辦。

「有一次我在上課，可是小麥突然情緒爆發，跑到輔導室找我，沒見到我，就拿出了她在外面診所拿的藥，全吞下去。我們都嚇壞了，趕快把她送去醫院洗胃，還好後來沒大礙。所以我跟你說，如果你要開藥給她，要小心她常常都會囤藥，然後一次吃下去……」

我在前往診間的路上，就這樣聽老師說了十幾分鐘關於小麥的輝煌紀錄，門診

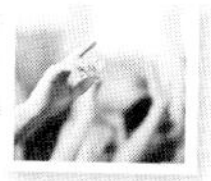

還沒開始看，頭已隱隱地痛了起來。

／

小麥來了，長得白皙大眼、身材高䠷，談吐成熟，絲毫不像國一學生，倒是頗有社會人士的架式。

陪她來的阿姨十分疏離，坐在後面的椅子上滑著手機，頭也不抬。

一開始，小麥說話客客氣氣的，倒沒有如輔導老師所說的那般令人頭痛。

因為是第一次看診，小麥顯然也有些防備，對所有事情都輕描淡寫，於是我沒有太過深入地釐清為什麼是阿姨陪她來，以及老師所說的那些緊急狀況。只針對小麥主訴的吃不下、睡不著，開了一些輕輕的藥，陪她聊聊班上同學的小團體，就這樣結束了第一次門診。

／

隔週回診，小麥一進診間就把阿姨趕了出去，說要自己和我談。

「她是你的親阿姨嗎？」我問她。

「是啊。」

「所以是媽媽要她幫忙帶你來的？」

「嗯。因為媽媽在睡覺。」

「媽媽在睡覺？她上班很累嗎？」

「她上夜班，所以白天都要睡覺。」

「噢？她是做什麼的啊？」

「餐廳啦。欸我都睡不著啦，你上次開的藥都沒用，你這次多給我一點藥好不好？」小麥很明顯地在轉移話題。

於是我暫時放棄這條線，改與她討論藥物和學校的事情。當然，我還是沒有開太多藥給她，並且叮囑了阿姨要看著她吃藥，雖然阿姨看起來心不在焉。

／

再下週，阿姨離開診間後，小麥突然興高采烈地告訴我，「我今天得到三千塊。」

「啊？為什麼？」

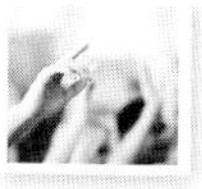

「媽媽的男朋友給的。」

小麥的爸媽很早就離婚了，爸爸完全失聯，小麥跟著媽媽和阿姨一起生活。

「噢？聽起來，媽媽的男朋友很大方欸。他是做什麼的啊？」我好奇。

小麥聞言，露出一個不懷好意的笑容。

「這一個是大老闆喔。」

「這一個？那不然之前還有嗎？」

「之前？」小麥一副「你很不上道」地笑出聲來，「是現在就有很多個。」

她開始對我如數家珍著媽媽的男朋友們。

一號住台中，都會開車下來找媽媽，不過很小氣，出去約會都只吃路邊攤，媽媽也不是很喜歡他，只有別人沒空的時候，才會跟他出去。

二號滿帥的，不過最近出了車禍，媽媽有時候得帶飯去給他吃。媽媽說「大家都是朋友，還是要意思意思關心一下」。小麥不喜歡二號，因為他每次都只在媽媽面前裝成對小麥很好，只要媽媽一離開，就會馬上變臉，她覺得他很假。

三號老老的，每次來家裡都會送一些水果，然後匆匆就走了，小麥也不知道他是做什麼的。

四號就是這個大老闆，媽媽最近才和他認識的。開名車，出手很大方，每次出去吃飯都是高級餐廳，也會叫小麥盡量點，不要客氣。可惜媽媽說因為對方是知名人物，所以不能太公開，出去也都要小心。

「他根本就是有老婆吧！看起來都五十幾歲的人了，怎麼可能沒結婚。」小麥老氣橫秋地評論。

「不過，你說你最喜歡他，有什麼原因嗎？」我雖然心裡很震驚，但還是想瞭解這個人有什麼特質，讓小麥至少比較喜歡他。

小麥露出一個過分燦爛的微笑，說：「過年的時候，我和媽媽跟他出去，吃飯吃到一半，他拿出一疊錢說：『你叫我哥哥，跟我說新年快樂，這個紅包就是你的了！』媽媽在旁邊一直使眼色，我就叫了。結果你知道裡面有多少錢嗎？有一萬塊欸！」

想像著那個畫面，我感到氣悶難受。小麥繼續說後來媽媽還是把錢拿走了，連一點都不分給她真是討厭等等。我看著小麥手上密密麻麻的割腕傷口，想起她說她有時候真的好討厭自己，對自己會沒來由地憤怒……

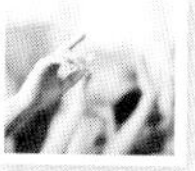

「有時候我真的好討厭自己。」

就這樣，我持續每週聽著小麥對我一次又一次地說著她、媽媽，以及媽媽的男朋友們。

／

原來，小麥的媽媽是在舞廳上班，而陪她來的阿姨是舞廳的櫃檯，本身也有憂鬱症。媽媽每天都要到凌晨才會醉醺醺地回家，醒來後頭痛，就對著小麥亂發脾氣。但小麥還是很黏媽媽，每次媽媽要出門，即使知道媽媽是去和男朋友們約會，她還是會要求要跟著去。

我知道已經有許多社會資源介入協助小麥。她說她有三個以上的社工，但是她都不想理他們。

「我覺得他們都只想拆散我和媽媽。」她如是說。

我努力扮演一個容器，希望至少可以盛裝小麥的混亂，哪怕只有一點點也好，小心翼翼地不將這些潑灑出來，擔心氾濫成災。

直到有一次，小麥告訴我，她覺得好噁心。

「我真的很受不了，媽媽每次都要把男朋友帶回家，我看到他們在做那件事情，這也不是第一次了，很奇怪，門都不關好，我也不是故意要偷看的……」

眼看情況越來越不對，我三番兩次地請小麥和阿姨轉告，希望邀請小麥的媽媽來門診，但她始終沒有出現。於是我向院內的社工師求助，希望她可以幫我看看怎麼協助這個家庭。

結果下週，小麥的門診就失約了。

後來問了才知道，我們盡職的社工師一找阿姨與小麥會談，並且致電約媽媽到醫院後，媽媽就爆氣了，叫小麥不准再回診，然後，小麥又在家裡吞藥了。

社工師無奈地表示：

「其實她們家之前就已經被學校通報過很多次了，但是因為媽媽的功能並不算差，家庭的經濟狀況也可以，追蹤幾次之後就結案了。自殺高風險、脆弱家庭都通報過，不是沒開案，就是很快結案，聽起來她們家根本不想被介入，所以資源也進不去。

「聽說小麥現在連學校也很少去了，好像也是因為社會局社工會去學校，希望

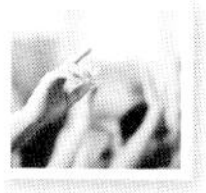

「有時候我真的好討厭自己。」

試試看能不能遇到她，結果她覺得很煩……」

我望著電腦畫面上未到診的小麥名字，心裡知道，我們都還是太急了。

／

工作了這幾年，才知道精神科也需要「檢傷分類」。很多家庭處在難解的平衡裡，他們有他們自己運作的方式。我們能工作的部分只有好小、好小一塊，一個動作太大，就會像被抽走底座的積木，整個坍塌下來。

聽起來，我們像是在幫助孩子，但其實孩子還沒有成長到可以知道這是善意的幫忙，也不夠獨立並強壯到可以承受「可能失去媽媽」的恐懼。因此，我們自以為的「幫忙」像是攪亂春水的船槳，把沉在最底處的、最汙濁的、最未知的，全都翻了上來。

或許，目前的社會、醫療資源能給的，還是顯得那麼粗糙、僵硬，而孩子和媽媽的心又太過柔軟、細緻。以現行的制度，距離要能夠妥貼而溫柔地接住每個孩子和家庭，還有好長、好長的路要走，好希望在那之前，不要有太多的孩子就此墜落。

「我覺得一切都好假……」

——他對著媽媽失控暴吼，在發現爸爸外遇之後

年前的門診總是忙碌，在病人與病人之間的空檔，突然閃進一對母子，孩子手上端著咖啡，媽媽的臂上懸著一個禮盒袋。

臉盲如我，只知道這是我門診的孩子，應該一陣子沒回診了，但我一時提取不出他們的名字。清秀靦腆的青春期男孩遞過咖啡和豬肉乾，說要祝我新年快樂。

慌亂中，我只能倉卒地問：「最近好嗎？」

媽媽笑著說：「好多了，他最近很乖。」

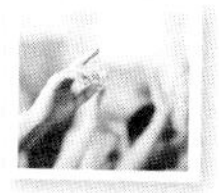

「我覺得一切都好假……」

男孩瞅了媽媽一眼，咕噥著，「說什麼我很乖。」

這個互動瞬間，讓我想起他們就診的原因。

／

男孩名叫曉宇，國一剛開學沒多久，就和媽媽一起來到我的夜診。初診單上寫著「**情緒起伏大**」，筆跡成熟，應該是媽媽寫的。

我寒暄了幾句，然後問：「曉宇，你自己覺得今天為什麼需要來呢？」

曉宇哼地一聲冷笑，「我為什麼要來？要不要問問她？」眼角瞥了一下媽媽。

氣質端莊的媽媽，說起話來輕聲細語，十分好聽。「他最近情緒起伏很大，常常講沒幾句，我們就吵起來——」

媽媽才說到這，曉宇就像爆炸似的大吼，「最好是我情緒起伏大啦！你怎麼不問問你們大人都做了什麼好事！」

聽到曉宇的怒吼，雖然媽媽還是努力維持優雅的樣子，但眼眶已經紅了。

「到底發生了什麼事……你要用這種態度對我凶？不然你自己跟醫生講，我出去。」媽媽極力忍耐著快要潰堤的委屈，似乎很怕自己失控，又害怕曉宇生氣，囁嚅著說。

媽媽離開診間之後，曉宇依然像一顆堅硬的石頭，咬著下唇，拳頭緊緊握著，不發一語。

「你好像對媽媽很生氣。氣什麼呢？」我等了一會兒，才輕聲打破凝結的空氣。聞言，曉宇的眼淚就無聲地滑落臉龐。

「其實我不是氣她。」他慢慢吐出這句話。

「你氣的不是媽媽，那你氣誰呢？」

「爸爸。」

曉宇的回答，讓我想起動漫《哆啦A夢》裡有一種道具，可以讓說出口的字變成實體，甚至能壓在聽的人頭上。他剛剛說出的「爸爸」這兩個字，如果化為實體，一定是很堅硬的鋼鐵材質，上面還點著火吧。

「爸爸做了什麼，讓你這麼生氣呢？」我繼續問。

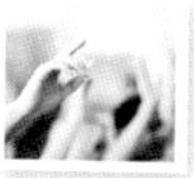

「他從我小時候就很凶，每次都只會要求我要成績好。上了國中更誇張，每次考試只要錯一題就打一下，整天一直說教，說什麼他以前就是從國中開始奮發圖強怎樣啦，拚命讀書，成績突飛猛進……我呸！說他因為這樣，現在才有好工作，可以養活我和媽媽。」

曉宇連珠炮似的說著爸爸的事。

「每次我被爸爸罵了或打了去找媽媽，她都會替爸爸講話，說他小時候是苦過來的，我是家裡唯一的男生，他對我期待很高，所以才會對我比較嚴格，爸爸希望我長大可以像他一樣……像他一樣又怎樣？」

說到這，曉宇的情緒彷彿在雲霄飛車的最高點。

「要我學他一樣外遇嗎?!」

原來前幾日，曉宇正在讓爸爸指導功課，爸爸暫時離開，他看著爸爸留在桌上的手機，突然很想偷偷用一下。頭腦很好的他，很快破解了密碼。他看見手機螢幕停在相機的功能，再仔細一看，下方的縮圖裡，是爸爸和一個女人的合照。

「那個女的醜死了！濃妝豔抹的，也不知道是哪裡吸引了他。」曉宇憤憤地說。

他猶豫幾秒，終於還是禁不住好奇，點開了照片。照片裡的爸爸看來春風得意，和平時在家裡頤指氣使的樣子大相逕庭。他和那個女人摟肩搭腰，甚至還有親吻的照片。

就在這時候，爸爸的手機突然叮咚一聲，有訊息進來。曉宇嚇得不輕，差點把手機摔了。他定睛一看，是那個女人傳來的訊息：「**寶貝～到家了嗎～想你了。**」訊息末的好幾個愛心貼圖看得曉宇想吐，他趕緊把手機放下。爸爸在隔壁房間聽到訊息聲，便走進門，查看一下手機，也沒回，就又在曉宇身邊坐下。

那天，曉宇滿腦袋都是自己看到的照片。課本上什麼二元一次方程式，他根本不想管，爸爸嚴厲的斥責就像耳邊風似的。

「我只是一直想著，原來一個人可以同時愛上兩個人嗎？如果爸爸不是同時愛上兩個人，難道他不愛媽媽嗎？還是說他根本也不愛我？」曉宇迴圈似的想著這些比二元一次方程式還難解千萬倍的問題。

「然後，爸爸放棄了。他離開房間後，我才開始一直哭。我一直以為我們家雖

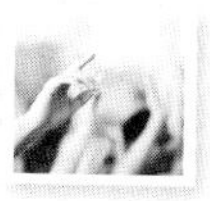

「我覺得一切都好假……」

然爸爸有點凶，但還算幸福的，爸爸對我凶也可能是因為對我有期待，可是現在我覺得一切都好假……」

曉宇猶豫了一個禮拜，終於決定告訴媽媽這件事。

「她的反應是？」我問。

「她很冷靜。其實應該也不能說很冷靜，就像你剛剛看到的，我媽就算很激動，還是會想要保持形象，**其實我看得出來她一定很傷心、很生氣。**」

「然後呢？」

「然後？你知道有多可笑嗎？我也不知道他們怎麼談的，後來他們兩個就像沒發生什麼事一樣，繼續演一對好夫妻的樣子欸！過幾天，我真的演不下去了，就偷偷問媽媽。媽媽說她有跟爸爸說了，爸爸知道錯了，所以她選擇原諒爸爸。然後又繼續對我說爸爸真的很愛我，叫我不要生他的氣。有沒有搞錯啊！」

原來如此，曉宇的滿腔怒氣，就這樣從爸爸轉到了粉飾太平的媽媽身上。

曉宇的媽媽進來後，我試著問了一下她的想法。果然如曉宇所說，媽媽對這件事不想多談，只說一切已經恢復常軌，希望我可以開導曉宇，不要再生爸爸的氣。

接下來幾次門診，曉宇都還是氣呼呼地來，然後媽媽熱淚盈眶，但還是故作堅強……這個循環就這樣持續了數次。

直到有一回，曉宇憤怒地告訴我，「爸爸和那個女的還有聯絡!當作我不知道嗎?他怎麼那麼噁心，手機密碼用媽媽的生日，然後拿來和別的女人打情罵俏！讓我更生氣的是，我媽超沒用的，一直睜一隻眼閉一隻眼裝沒事。我跟她說我看到什麼，她就只會說我誤會了，爸爸只是在談公事。他們還出去約會欸，以為我瞎子嗎?!」

那天，我認為治療關係似乎到了一個厚度，便請媽媽進來。

「媽媽，曉宇不是任性，你也說他以前是一個多麼體貼的孩子。他完全是心疼你呀，**因為你都不生氣，他是在替你生氣啊！**」

曉宇的媽媽聽了，淚如瀑布，而坐在她身邊的曉宇從本來背對媽媽，漸漸轉過身來，握緊的拳頭慢慢鬆開。

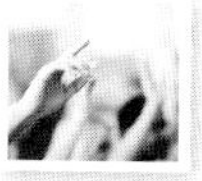

「我不喜歡在孩子面前哭……醫生你好壞，為什麼要讓我這樣……我想讓他覺得我們還是一個完整的家庭。你以為我不生氣嗎？我不難過嗎？我比誰都還要傷心啊！可是我能怎麼辦？」媽媽無助地哭著。

「你可以告他們啊！我都幫你查好了，你只要請徵信社，拿到證據，就可以讓他們兩個吃不完兜著走。我們拿了爸爸的錢就搬出去住。」曉宇這般說著，突然很像個大人。

「媽媽，其實你就算想要在孩子面前裝堅強，他都看得出來。這個家的危機也是同樣的，只要身處在其中，一定都會感受到。**與其假裝沒事而使你們的距離拉遠，不如讓孩子也適度地看見你的情緒，他才不會覺得你們都在演戲騙他。**」我說道。

媽媽的情緒表露出來之後，母子的距離突然間好像近了許多。

／

下週來，曉宇終於有笑容了。

「雖然媽媽還是沒有對那對狗男女做什麼，但是她回去工作了。」

「喔？媽媽本來是做什麼的？」

「她是鋼琴老師，我媽彈鋼琴很厲害喔！之前只是為了照顧我，我一出生，她就沒教課了。可是現在一回去音樂教室，人家馬上就錄取她了欸！」曉宇得意地說著。

我心想，難怪媽媽氣質那麼好。

「聽說那個女人是爸爸的同事。我覺得媽媽回去上班說不定也是想表現，『哼，我也是可以工作的。』雖然我根本不想給那個男人機會，我只想趕快長大賺錢，可以和媽媽一起搬出這個家……不過，反正現在媽媽振作起來就好。」

我聽完這個像是電視劇《犀利人妻》的故事，放心許多。**縱使家庭裡的風暴再巨大，至少這對母子終於肩並肩地站在一起面對著。**

／

後來某次門診之後，他們沒再來了，我掛心一陣，一方面也擔心自己是不是哪裡做得不夠好。

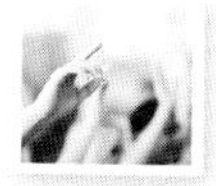

「我覺得一切都好假……」

謝謝他們在歲末年終想起我來。讓我知道，在他們生命的某一段時刻，我的存在確實陪伴了他們。

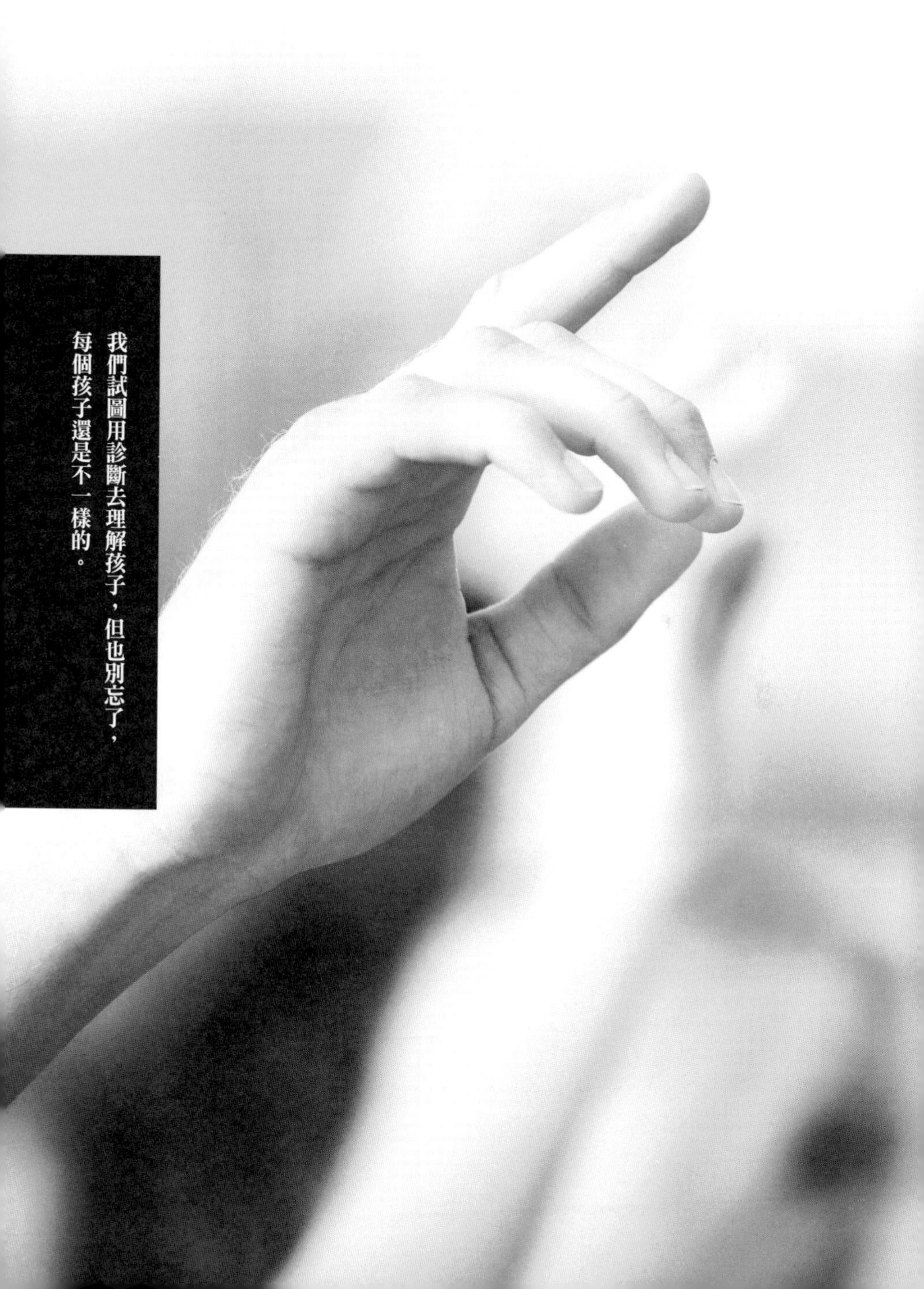

我們試圖用診斷去理解孩子，但也別忘了，
每個孩子還是不一樣的。

「算了，我自己和自己玩也可以很開心。」

——一講到朋友，孩子臉上的光芒黯去，頭低了下來

四年級的小志，每次來門診都讓診間變得熱鬧非凡。

第一次見面不到幾分鐘，小志就開始坐不住，趁著我和媽媽談著他在學校的狀況，開始在診間走來走去，摸索我診間的繪本和玩具，一雙大眼試探性地飄向我這裡。

「你想做什麼呀？」用眼角觀察他的行動一會之後，我問。

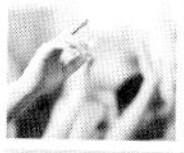

「算了，我自己和自己玩也可以很開心。」

「呃……」被我發現舉動，他似乎有些靦腆，小小聲地問：「可以玩嗎？」

「你有問就可以呀，只是待會要幫我收喔！」

小志一聽便笑開了，卡啦卡啦地組裝起機器人來。

小志的媽媽談話爽朗，看似大剌剌的，但**給孩子的眼神充滿溫柔**。

「他平時就是上課也坐不住，在家裡也是一樣。覺得無聊，就開始自己起來找樂子。」

「他平常有什麼興趣嗎？」我問，本來預期會聽到運動或遊戲，誰知道媽媽一聽到我的問題，竟然噗哧笑出聲來。

「我的興趣可多了！」小志洪亮地回答。

「喔？那講幾個來聽聽。」

「那你先來個基本款，唱首〈漂向北方〉給醫生聽好了。」媽媽在一旁笑著建議，**眼底是滿滿的鼓勵**。

「**有人說他在老家欠了一堆錢需要避避風頭，有人說他練就了一身武藝卻沒機會嶄露，有人失去了自我……**」我還沒反應過來，小志已然朗朗上口，唱的竟然不是主旋律而已，而是難度頗高的饒舌橋段。他邊唱邊帶手勢，診間頓時變成一場熱鬧的個人演唱會。

小志的節奏感很好，rap唱得我、護理師和媽媽都忍不住跟著打拍子。一曲唱罷，他還加碼一個飛吻加鞠躬，我們忍不住鼓掌起來。

媽媽說，小志追很多YouTuber，舉凡聖結石、蔡阿嘎，都是他的訂閱頻道，所以最近流行什麼哏、各國流行金曲翻唱，都難不倒他。

這麼有才的孩子，在學校卻人緣不好。

「怎麼會？你很有趣欸，應該很受歡迎呀。」

「我也不知道啊，他們都不跟我玩。」講到朋友，小志臉上的光芒黯去，頭也低了下來。「哼，他們不跟我玩就算了，我自己和自己玩也可以很開心。」

媽媽補充說：「他太愛生氣了，而且一生氣就很恐怖。之前他帶自己做的一些玩具去學校，同學不小心弄壞了，他就大發飆，把課桌都掀了，同學全都嚇壞了。小學一、二年級時還好，大家哭一哭，隔天還是玩在一起。到了三、四年級，同學漸漸會記仇，常常說小志就是愛生氣、愛打人。越這樣講，他越氣，然後同學又一直說『你看你看他又生氣了』……」

這樣的劇情，在注意力不足過動症的孩子身上常常上演。他們的症狀使得環境越

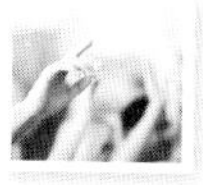

「算了，我自己和自己玩也可以很開心。」

來越不友善，而不友善的環境又加劇了他們的症狀，形成一種惡性循環。

在用藥後，小志的情緒和注意力不足症狀有了部分改善，考試成績進步不少，在校發脾氣的狀況也從每週好幾次，變成久久一次。媽媽和他每個月回診，他和我越來越熟之後，甚至會在診間的椅子上跳街舞給我看，整個人原形畢露。

「抱歉啦，今天早上太趕，又忘記讓他吃藥了。」媽媽不好意思地對我說——在那次小志衝進診間，把我的椅子撞倒之後。

小志的爸媽開家小店，平時非常忙碌，但還是抽出時間帶小志看診。最難得的是，**媽媽對小志的這些行為並不是一味的苛責，很多時候，反而是抱持著一種參與和欣賞的眼光**，這點也讓我覺得母子倆的互動常常充滿溫馨。

／

有一次，我問小志，「最近有沒有練新歌？」他神神祕祕地說，最近沒練歌，在研究別的東西。

到了下個月的回診時，門診護理師叫號，門打開了，卻沒有人進來。我納悶地站起身，剛好見他和媽媽面對面螃蟹步地走進診間，手上緊緊握著一組不知為何的東西。他們直直走到看診椅後方的小空地，把手上的東西往地面一放。

「注意看喔！排超久的，一秒就結束了！」小志語氣興奮地表示。

我和跟診的住院醫師、實習醫學生都趨前，小志和媽媽數「一、二、三」，手一鬆，地上層層疊疊的冰棒棍像活起來似的跳起舞來。我們興奮地拍手大叫，真的一秒就結束了，煙火般的表演。

媽媽解釋，這是蔡阿嘎最新的冰棒棍挑戰。小志自從看到之後，就一直想試試看，還說反正每次來看診都要等很久，排好了剛好可以和醫師分享。

媽媽好氣又好笑地陪著兒子弄這些。雖然每次來看門診時都在抱怨他又闖了什麼禍，但最終總是和孩子玩在一起，偶爾鬧鬧嗆嗆他，最後母子倆帶著笑容，並肩走出診間。

望著他們的背影，門診醫師也不禁嘴角上揚起來。

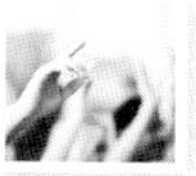

「算了，我自己和自己玩也可以很開心。」

就這麼穩定追蹤了一年多，小志升上了六年級。

那日看著他在門診名單上，但直到門診結束，他們母子卻沒出現，我心裡覺得十分納悶。雖然小志有時會忘了服藥，但他們回診向來十分規則。

隔了兩週，他們來了。小志腰際插著一把瓦楞紙做的手槍，一臉酷樣的走進診間，頗有殺手的氣勢。他一進門，就掏出手槍瞄準我。

「砰砰！」

我假裝中彈，小志卻笑我演得很爛。我也不計較，向他借了這把手槍來研究，做工十分精細講究，竟然還可以換彈匣和開保險。我一邊聽他解說，一邊問媽媽，上次怎麼沒有回診。

「他爸爸上個月突然不舒服，送到醫院檢查，是急性淋巴型白血病。」媽媽語氣平穩地回答。

我心中一驚，連忙放下手中的玩具手槍，詢問爸爸的狀況。

「做了化療之後，現在已經出院了，但是狀況還是不太好。之後就是要遵照療程，回來做化療，定期追蹤指數。」

媽媽勉強笑笑，眼角藏不住擔憂和疲累，神情比起之前憔悴了不少。

「所以上次才忘記回診，我一直跑醫院太忙了。最近他都自己吃藥，常常忘記吃，又開始被老師投訴了。」

「欸欸，醫生你好像不是腫瘤科的齁，一直問這個幹麼啦?!」小志在旁邊激動地嗆聲。我猜，他是不想一直聽到爸爸的病情吧。

「但是其實說真的，這段時間，我覺得他長大很多。我忙的時候，他會把弟弟帶開，叫弟弟不要吵我。雖然就是教弟弟這些有的沒的，一起做手槍、唱歌什麼的，但是感覺越來越有哥哥的氣勢。有時候我心情比較低落，他也會耍寶啊、唱歌啊，逗我開心。有時候我都覺得幸好有他在。」媽媽看著小志，越說，眼睛越紅。

「這麼一看，好像真的有變穩重呢。」我說。

「欸欸欸，你是不是故意說我變重變胖！」小志該是聽不慣這些溫情話語，有些彆扭，馬上變成調皮搗蛋的樣子，對我吐了吐舌頭。「我最近練了一首新歌喔！媽媽，你也沒聽過，你們一起聽好了，省得我麻煩。」

小志張口唱起歌來，已經逐漸變聲的他，歌聲竟然頗為成熟悠揚，是茄子蛋的〈浪子回頭〉。

「**時間一天一天一天的走～汗一滴一滴一滴的流～有一天咱都老～帶某子逗陣～浪子回頭～**」

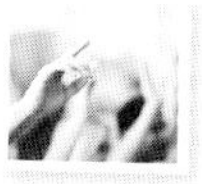

「算了，我自己和自己玩也可以很開心。」

小志的台語純熟老練，這次聽完，不知為何我有點鼻酸。看向小志的媽媽，她眼眶紅紅的，以一種複雜的神情看著兒子。

「欸欸欸，哭屁哭！我是要你們聽了開心的……」小志嘴上不饒，但似乎感覺到了氣氛，他走過去，主動抱了媽媽一下。

他們拿了藥單離開，望著他們的背影，**我衷心期盼每個家庭都能夠平安，都能夠盡早找到相處、相愛的方式，別總是需要病痛和死亡來提醒，要去理解與珍惜，彼此能夠相處的每一天。**

「醫生阿姨，我真的好想我阿嬤……」

——一直是和阿嬤來的活潑男孩，失聯了一年再出現，變得面無表情

我原本以為不會再看到小廣了。

／

幾年前的那個秋天，小廣來到我門診時，是由阿嬤帶著來的。那時，從幼兒園就很活潑好動的小廣，離開了對他百般呵護的幼兒園，一進小學便如同從天堂掉

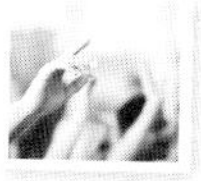

「醫生阿姨，我真的好想我阿嬤……」

入地獄。

上課坐不住，聯絡簿老是漏抄，功課寫不完。以上這些注意力不足過動症的症狀，他一樣不少。

更慘的是，下課和同學玩的時候，常常動作太大，自己身上左一塊瘀青、右一個傷口。

他渾不在意也就算了，但他這次弄傷的同學可是爸媽的心頭寶啊。

「啊誰不去打，嘟嘟好企打到家長會長的女兒！」小廣的阿嬤皮膚黝黑，手上還拎著剛摘下的斗笠，一望而知是個田裡做事的人。「結果我一直給人家灰失禮，後來老師嘛幫阮講話，說我們會帶小廣來看醫生，說伊過動才會啊呢。啊醫生，過動是啥？」

幸虧小廣的老師很幫忙，早早記錄好了小廣平時上課的情形，寫成一張字條給我。還請阿嬤在診間打電話給她，直接告訴我，她觀察到小廣可能有的問題。

「其實小廣很聰明，同樣的題目，只要我一對一盯著他，他幾乎可以全對。但是如果我放給他自己寫，他就每次都考不及格。」

老師在電話裡說著，我一邊聽，一邊看著眼前的小廣。他似乎也知道這次事情大條，坐在診間的椅子上，一動也不敢動。

「老師說小廣很聰明，只是有點不專心，又很衝動。」掛上電話後，我向阿嬤解釋。「有的孩子會這樣，黑系因為腦中欠荷爾蒙，吃藥補一下可能有幫助喔！」我努力用台語對阿嬤解釋著。

「啊？不專心還可以吃藥喔！好啊，哪對他有幫助，讓他試試看啊！」阿嬤雖然很吃驚的樣子，幸好還可以接受建議。

／

下次回診，阿嬤露出整排假牙，笑嗨嗨地告訴我，大家都說小廣進步很多。

「醫生，我這次考試一百分喔！」小廣得意洋洋地對我說，完全不是上次那個畏畏縮縮的小男孩了。「而且我現在是班長，大家都要聽我的話！我這麼棒，有沒有獎品？」

我讓小廣去玩診間的玩具當作鼓勵，繼續聽阿嬤說。

「醫生啊，老師說他真的差很多啦。早知道吃藥這麼有效，我就不用這麼操煩

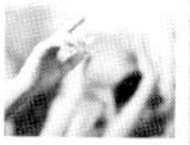

了。我覺得我女兒小時候可能也有過動，就是小廣的阿母。她小時候也是一直被老師叨，說上課都起來黑白走。她很早就不愛讀書，國中就跟人家跑出去了。」

「是喔，那她現在咧？」

「說到她，我真的會被氣死。已經要三十歲了，也沒在固定做工作，男朋友一直換。會回家的時候就是闖禍了。上次大著肚子回來，生完小廣就又跑去台中了，連孩子的爸爸也不知道是誰，就丟著小孩給我飼。我們那裡鄉下地方，厝邊頭尾大家傳得多難聽，你知道嗎？孩子沒有爸爸，媽媽也不常回來看他，孩子嘛是可憐，畢竟是自己的孫……」

「阿嬤你也真正辛苦……」

「嘿啊，我也六十幾歲了，田裡的工作，我也不知道還能做多久。真的是欠他們母子的。」

／

小廣持續進步著，成績扶搖直上，還越來越懂事，回到家，都會幫忙阿嬤掃地、晾衣服等等。知道小廣祖孫家境辛苦，我本來希望把他們轉去他們家附近的診所，比較省掛號費，結果阿嬤一口拒絕。

「看你看習慣了啦。醫生你給小廣幫忙，這也是一種緣分，我們跟你跟定了！」

看著小廣的阿嬤土直爽朗的笑容，我也欣然接受他們的信任。

一直到小廣三年級時，他們卻突然不再出現。我心裡覺得怪怪的，但想著或許是阿嬤的身體不好，終於決定就近看診了吧。

／

過了約一年，小廣的名字突然出現在掛號名單上。

叫到他時，一名少婦抱著一個嬰兒，牽著小廣進來。

「你好，我是小廣的媽媽。」少婦眉宇間冷冷淡淡的，小廣在她身側，長大了些，卻面無表情。

「噢，初次見面，你好。」

「老師要我帶小廣回診，說他最近狀況不好。老師說，他以前都是看你。」

我對小廣媽媽解釋小廣過去的狀況，還有治療後的進步，最後忍不住問了。

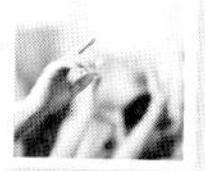

「可是後來阿嬤就沒再帶小廣回來了，是發生什麼事了嗎？」

「我媽死了。」小廣媽媽這麼說時，我瞥見小廣身體縮了一下。「有天被一個不長眼的人騎車撞到，送到醫院沒多久就掛了。醫院打電話通知我，可是我那時候正要生這個老二，只好拜託我男朋友下來幫忙處理後事，也把小廣接到台中。後來我們決定回南部，才又把他帶下來。那個人到現在也還沒賠錢，氣死人了。」

我回想小廣的阿嬤憨直的笑容，對小廣慈愛的眼神……一時之間很難接受她已經過世的事實。

小廣面無表情地盯著眼前的地板，完全看不見以前的活潑開朗。

「他現在在學校一直惹是生非，一下子偷錢，一下子打同學，連學長、學姊都打。老師罵他，也一臉不在乎的樣子。這個吃藥真的有效嗎？我是很懷疑啦。我本來都聽人家說吃藥不好，不想讓他吃藥。其實之前我也跟我媽因為他吃藥吵過架，她老伙仔人什麼都不懂——」

「你才什麼都不懂咧！」小廣突然一聲暴喝，拳頭握得老緊的他，臉上青筋都快爆裂的樣子。「我那時候吃藥，大家都說我進步很多，後來你都不讓我看醫生。我跟你說，你都不聽！」

「醫生，你看他就是這樣子。他爸爸如果罵他，他就都這樣頂嘴。上次還把我們家的桌子都掀了。」

「他才不是我爸爸！我不要他、不要你，只要阿嬤！」小廣吼到最後，兩行眼淚就這樣落了下來。

我先請媽媽離開診間，讓小廣慢慢平靜下來。

「你一定很想阿嬤……」

一開始小廣還氣呼呼的，聽到這句，拳頭才慢慢放鬆。

「我真的很討厭那個叔叔，他和媽媽都一樣，很不負責，連聯絡簿也常常忘記幫我簽。阿嬤雖然沒念書，但是她至少每天都會幫我簽聯絡簿，雖然她根本看不懂。以前我們一起出去吃飯，她都會要我幫忙看菜單上的字，我為了幫她看，很用功地學會很多字，她就會說我很棒、很聰明……有一次我考第一名，我說我要吃牛排，她還真的帶我來市區吃牛排。人家問她要幾分熟，她根本不知道那是什麼，我說七分熟就是還有一點點血，她還罵我說哪有人吃不熟的肉。醫生阿姨，我真的好想我阿嬤，來醫院，我就更想她……」

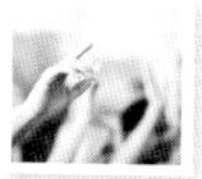

我只能讓小廣慢慢講，慢慢哭完。

「我問你喔，你覺得如果阿嬤現在看到你這樣，會跟你說什麼？」

小廣吸著鼻子，很認真地想了一下。

「應該會說查埔囝仔不能哭吧。還可能會罵我是憨孫，她以前最常這樣說我了，明明我就很聰明。然後要我聽媽媽的話，明明她自己也很常說媽媽不負責任，可是她又說如果她有一天走了，要我繼續用功讀書，要幫忙照顧媽媽。她也會要我聽醫生的話，她最常這樣講了。」

「你說得很好呀，我也覺得阿嬤一定會這樣說。」

想到小廣阿嬤的信任，我努力與小廣的媽媽溝通吃藥的事。她總算勉強同意了，但希望之後到診所拿藥就好。

「小廣，我知道你很想阿嬤，阿嬤一定也很想你。所以你可不可以答應我？做任何事之前，想想阿嬤如果知道你做這件事，會說什麼。」在他們離去前，我最後叮嚀小廣。

他很用力地點了頭，主動幫媽媽提著大包小包，離開了診間。

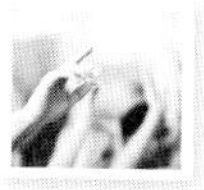

「有時候我都覺得根本就是我來看診……」

——媽媽陪孩子來看診，越講，越心酸得哭了

小龍來了，扭扭捏捏地要媽媽拿東西給我。媽媽拗不過他，替他從背包裡拿出那片ＤＶＤ。

我接過ＤＶＤ端詳一會，像是從圖書館之類的地方借來的，上面寫著「**管不住的青春**」，封面是一群穿著制服的國中學生列隊整齊，在看似演藝廳的地方演奏著，手上的銅管樂器閃閃發光。

「他加入管樂隊，吹薩克斯風，竟也讓他吹出興趣來了。這是他們學長姊的表

演，他五年級過後會升上A團，以後到了國中，也很有可能像這樣上台。」媽媽解釋。

我看著在一旁看似專心疊著積木的小龍。四年級的他，已經不是剛來時的稚氣模樣，竟有些大人的神情了。這孩子在診間向來靦腆木訥，每次來，總是說不到三句話，但我知道他其實都有在聽我和媽媽交談的內容。

「你看他最近的字。」媽媽拿出小龍的聯絡簿，翻開最近的幾頁。

「哇！好漂亮！」我驚呼。

小龍的字端端正正地映入我的眼簾，就像舞台上整齊列隊的管樂團成員，這對小龍來說可是一件不得了的成就呢。

／

還記得小龍剛來門診的時候，也像這樣不發一語。當時還只是小一的他，臉上的線條堅毅剛強，像一塊石頭。

他在學校讓老師十分頭痛，不管老師要求他做什麼，他總是不配合。

「同學，請拿出剪刀和膠水，按照學習單上的形狀剪下來。」老師在課堂上解

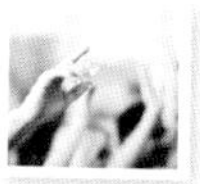

「有時候我都覺得根本就是我來看診……」

說著，全班都窸窸窣窣地開始手邊的動作，唯獨小龍一動也不動。

「小龍！小龍！你沒聽到我剛剛說什麼嗎？」老師開始提高音量，小龍漆黑的眼珠直直望著老師，小小的嘴巴緊閉著。同學們也都看向小龍這邊，嘻嘻哈哈地笑他耳朵有問題。

最後老師氣壞了，直接走到小龍身旁，拿膠水叩叩叩敲著桌子，然後指著小龍說：「你到底有沒有聽到我說什麼?!」

小龍突然一把搶過老師手上的膠水，把它扔到前排同學的頭上，然後跑出教室外。頓時間老師錯愕，同學們一片喧譁，紛紛指著窗外大喊，「小龍跑出去了！老師，他跑出去了！」

媽媽轉述這個情境時，我想像著在炎熱的夏日午後，小龍跑出教室外的心情到底是什麼。我們哪一個人，沒有想從令人困窘的現況逃出去過？操場上，會不會有蝴蝶翩翩飛舞？躺下來，能不能看見藍得讓人想去海邊的天空？

後來我才知道，原來那天小龍忘了帶剪刀，也忘了帶膠水。他不知道該怎麼辦。聽到老師一直警告、同學一直笑他，他心裡又氣又急，才會搶了老師的膠水丟到笑他的同學頭上，然後拔腿就跑。

服藥之後，小龍的注意力改善，比較不常忘東忘西，和老師衝突的情形也就減少了許多，考試分數也明顯回到他該有的水準。

我常常大聲地稱讚他：

「哇！這次數學又進步了欸！」

「美勞作品好有創意喔！」

小龍還是不太說話，但從他稍稍柔和的表情可以看出，他其實偷偷地開心著。只是時不時還是會出現在學校不遵守老師指令的情形。

有一次，小龍來門診時，扭扭捏捏地示意有個表演要給我看。媽媽拿出手機，打開一個程式後拿給小龍，好聽的「卡農」樂音流洩出來，他的手指飛快地在螢幕上滑轉。原來這是一個叫做「別踩白塊兒」的遊戲，小龍很喜歡這個遊戲，練習了好久。我聽著音樂，看著他專注的神情，知道**他其實有把每次的讚美聽進心裡。**

曲罷，我用力鼓掌，小龍又恢復酷酷的表情，回到角落繼續玩他的積木。

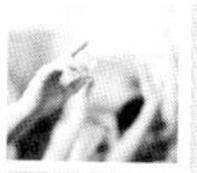

「有時候我都覺得根本就是我來看診……」

小學二年級的時候，他在診間想出了一種厲害的遊戲：他和妹妹把積木排成骨牌的樣子，而且讓骨牌從斜坡上滑下去，撞擊下面的骨牌，然後骨牌可以繼續往前進。在他和妹妹一起推倒骨牌之前，我拿出手機，問他：「請問我可不可以錄影？因為這個玩法太厲害了！」

小龍當然又是酷酷地點頭答應了。

「一、二、三！」我和媽媽、妹妹一起幫他數，他推倒骨牌，看著骨牌順利地一塊接一塊倒下，他心裡的石頭牆好似也暫時地倒下了，露出興奮的笑容。

我常對媽媽說，小龍就是需要遇到與他合拍的人，他只要認定這個人，就會在他面前表現得超好。

小龍的爸爸平時在外地工作，假日才會回台南，但媽媽雖然一個人帶兩個孩子，仍是十分用心，也很能看見孩子的優點。

／

小龍念小三的時候，有一回，媽媽在診間挫敗地哭了。

「老師說因為爸爸常常不在家，我們家是問題家庭，所以小龍才會這樣。」媽媽眼眶紅紅的，但忍著不哭出聲來。

我遞過面紙，輕輕地嘆了口氣。

「醫生，老師說的是真的嗎？可是我們家爸爸每個禮拜都有回來，他又不是不關心孩子，他也都會陪他們玩啊！工作在外地，也不是他想要的啊。」媽媽越說越傷心，眼淚也開始一滴兩滴地落下。

「我們不是感情不好的夫妻，老師好像把我們認為是那個樣子，我覺得很難過。有時候我都覺得根本就是我來看診……」

媽媽邊落淚，邊說著。

小龍和妹妹一反平時的活潑喧鬧，靜靜地排著積木。他們蓋著蓋著，蓋出了一座城堡，像一座堅固、安穩的家。

／

接下來幾次回診，媽媽說小龍最近好像變成熟了，早上不用提醒，就會自己服藥，老師也比較少投訴他在校不配合上課。還有，他的成績一點一滴地在爬升。

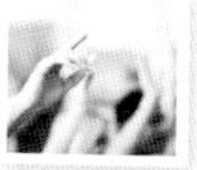

「有時候我都覺得根本就是我來看診……」

「他說想加入學校的管樂社，他們學校管樂社好像很操。醫生，你覺得呢？」

媽媽已經習慣大小事都先找我商量。「但我又擔心會讓他功課又落後……」

我向來樂見孩子有自己的興趣，我對媽媽說：**「只要他自己喜歡，我覺得都可以鼓勵他去試試看。很多時候，他在這方面有成就感，反而連帶使他其他的表現也會進步喔！」**

小龍就這樣加入了管樂社，吹的是薩克斯風。我打趣地對他說：「哇噻，你吹這個很帥喔！」他又是靦腆地笑。

本來以為他可能只是三分鐘熱度，結果這次小龍扎扎實實地在管樂社待了下來。媽媽一邊抱怨他在家練習很吵，一邊卻也藏不住欣慰的眼神。

小龍的表現越來越好，連老師都漸漸對他另眼相看，他那像石頭一般堅毅的臉龐，不知怎地看起來也越來越成熟了。

「現在出去買東西，他會主動幫我提，也會幫忙照顧妹妹的安全。有時候都會覺得，他越來越像個男人了呢。」媽媽這樣告訴我。

看著他帶來的ＤＶＤ，我想他是在向我預告，總有一天，他會像那些學長姊一樣，英挺、帥氣地站在台上，吹響屬於他的薩克斯風吧。

注意力不足過動症的孩子時常合併有對立性反抗症，時常出現的症狀有：與大人頂嘴爭辯，故意唱反調，在課堂上公然反抗或挑釁老師，不聽從指示或遵守規則，故意擾亂或激怒他人，把自己的過錯歸咎於別人身上，情緒經常暴躁易怒，常常與同學吵架，甚至動不動就打架，有很強的懷恨、報復心態等，反抗、不服從、敵意和對立的行為。

小龍並未完全符合對立性反抗症的診斷，但在學校，他確實不聽老師的指令，也時常唱反調。這樣的孩子常常會讓大人氣得牙癢癢的，而且不能理解為何有孩子會這樣。

然而，儘管我們試圖用診斷去理解孩子，每個孩子還是不一樣的。

從注意力不足過動症「進化」成對立反抗症的孩子，通常是因為注意力不足、過動、衝動，而導致生活中累積了太多的負面經驗。

試想，這群孩子從一早就因為忘東忘西，不斷被提醒、被警告、被處罰；因為

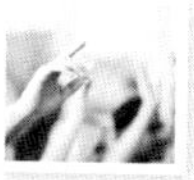

粗心犯錯，從課業上也得不到成就感；下課後再面對許多的功課，因為分心的關係，怎麼寫好像都寫不完；由於功課沒寫完，又不能看喜歡的卡通、不能玩喜歡的遊戲……

如此充滿挫敗的生活體驗，就算是大人也會非常想逃離或反抗吧。然而，孩子不能像大人一樣請假出國充電，或是離職換個環境，無怪乎他們要一動也不動地靜坐抗議，或是頭也不回地逃出教室了。

如果可以深入理解孩子，先從他充滿挫敗的源頭：「注意力不足」進行處理，中止他繼續堆疊生活的負面經驗，再從他擅長的興趣著手，重建自信。只要生活中正面的力量持續累積，敏感的孩子感受到善意，慢慢地就有機會改變。

孩子的成長，就像從屏東開車到台北，是一段長途旅行，而**燃料就是來自於我們對他的肯定。**

如果沒有油了，他要怎麼繼續前行？而路上盡是石頭、玻璃碎片或坑坑疤疤的施工道路，也很容易讓孩子半路放棄，甚至就棄車，不知去向。

方向盤掌握在孩子手上，而我們只能當他的最佳副駕，替他掃去路上的碎石、鐵釘，提醒他加油及確認方向。

我們的孩子在呼救

沿途雖然辛苦、狼狽，可能也有迷路，甚至鬼打牆走回頭路的時候，但也總在沒有預期的一個轉彎後，孩子會帶我們看見令人驚喜的風景。

你可能以為……

「什麼都不談，孩子就什麼都不知道。」

「醫生，有沒有辦法讓我更專心？」

——少年穿著全身迷彩、戴頭盔、背刺刀，坐在書桌前面念書

隨著COVID-19肺炎疫情越演越烈，人心惶惶，兒心科門診也變得相對冷清。在這非常時刻仍準時來到兒心科門診的人，往往都是有多年革命情感的老面孔。

阿浩母子就是其中之一。

白淨清秀的阿浩總是由氣質頗佳的媽媽陪著來。初診時他才國二，來我門診三年多，他現在已長成高大、帥氣的高中生了。

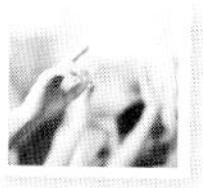

剛開始，媽媽的主訴是阿浩總是不專心，不管在學校上課或在家裡讀書時都如此。乍聽之下很像單純的注意力問題，但在進一步會談之後，發現阿浩背後還暗藏著其他有趣的特質。

「他很喜歡軍事的東西。你知道有多誇張嗎？有一天晚上，我進他房間，差點被他嚇死，」媽媽口沫橫飛地描述，「他竟然全副武裝地在念書！」

阿浩白皙的臉唰地紅了，那神情真可愛。

我忍住心底的驚訝，問：「你是說他穿著軍裝在讀書嗎？」

「對啊！全身迷彩，戴著安全帽，還背著一把步槍！」

「我戴的是頭盔，背的是刺刀！」阿浩有些結巴地辯解，媽媽翻了個「那是重點嗎」的白眼。「我這樣才能比較專心啊！」

擁有特殊局限的興趣，投入程度異於常人，常常搞不清楚旁人在意的重點——看來阿浩除了不專心之外，還有一些亞斯伯格特質。

我接著釐清其他的亞斯特質，然後對他們說明。阿浩和媽媽從頭到尾不停點頭，點到頭都瘦了。

／

接下來的日子，阿浩規律地一個月回診一次。除了以藥物處理注意力不足的狀況外，母子倆每次總是帶著這個月內，兩人最難溝通的問題來考我。

「他最近在跟我吵要用網路。謝醫師，你覺得我應該要開放嗎？」媽媽率先拋出議題。

接著，我請阿浩發表看法。

「這個禮拜，我和表哥、表妹見面，他們的手機都可以無限上網，只有我不行。我真的覺得很不公平！」他忿忿不平地表示。

「我們有約定每天用一個小時，到週末增加為兩個小時，我覺得這樣已經很多了。而且你每次都不守規定，每次都說等一下等一下。」

「可是哥哥他們都可以一直用。」

「那你怎麼不看看哥哥他們的成績比你好多少。」

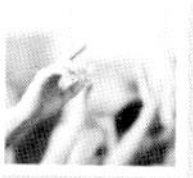

「為什麼每次都要拿我和哥哥他們比成績！」

開始陷入混戰了，我連忙舉起左手，打斷他們兩人的唇槍舌戰。

「好，我先就目前聽到的，整理一下。你們原本是約定每天一個小時、週末兩個小時，對嗎？是用電腦？還是手機？」

經過一番釐清之後，他們原本的約定是：無論電腦或手機，週一到週四，每天可以使用一個小時，週五到週日是兩個小時。

阿浩花很多時間在查詢軍事和3C的資訊，並不是在玩遊戲。

另外，媽媽在意的其實不是阿浩的成績，而是希望他多花點時間讀書，希望至少看得見他的努力。

這些資訊看似瑣碎，但是對於接下來如何訂定新的規則來說，非常重要。計畫總是趕不上變化，最好考量各種可能發生的狀況，並且視情況作彈性的調整。

「還是如果我多讀書一分鐘，你就多讓我上網一分鐘呢？」阿浩提出滿有創意的建議。

但是媽媽立刻又翻了個白眼。「讀書是你本來就該做的事，好嗎?!」

「我倒是覺得阿浩這個建議滿不錯的欸。」我表示，「但可能還有一些細節要討論。」

經過一番驚天地泣鬼神、錙銖必較的討論後，「網路條約」的最終版本是：阿浩每天把原本該完成的作業做完後，再額外讀書的時間，可以乘以三分之二變成網路使用的時間。加上原本就可使用一個小時，平日每天總使用時間不能超過兩個小時，並且要在十二點以前上床睡覺，而尚未用完的時間，可以累積到週末使用。

接下來幾個月的回診，「網路條約」又逐漸新增了幾項但書，如：幫忙做家事的時間，也可以折抵網路使用時間；上網時間由阿浩自己控管，但媽媽會不定時地突襲檢查等。就這樣，經過滾動式修正，「網路條約」總算漸漸從門診議題排行榜消失。

爾後，我們又共度了阿浩和同學一起上台北玩要外宿、和女生講電話講很久（據阿浩本人表示他們只是朋友），會考結束後，到底要選高中還是高職等……種種議題。

不知不覺間，阿浩從稚氣的國中生，變成了穩重許多的高中生。

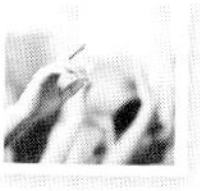

這次回診，不知為何，氣氛有些許嚴肅。

「他最近好像有點太認真念書了。」阿浩的媽媽提出了這個可能會讓很多人聽起來像是炫耀文的擔心。

我聽了，差點沒從椅子上跌下來。

「醫生，我想問有沒有辦法讓我更專心一點？」阿浩皺著眉頭問我。

「怎麼了？你最近已經很認真讀書了欸。」阿浩上了高中之後，不知為何，反而比國三時還認真讀書。

「上次段考，我已經很拚命念了，考前一個禮拜，我每天都熬到兩點才睡，可是成績還是只有物理進步，我想要班排可以更前面一點。」

「好像太拚了喔！你不是早上六點多就要起來坐校車嗎？這樣睡眠時間有點不夠，也會影響到大腦，白天反而沒辦法專心上課和念書啊。」我有些心疼。

「但是晚上我常常會分心，所以讀書時間拖很長。而且可能越認真就越在乎，我現在好擔心考試，緊張到好像都有點睡不著，我以前從來不會這樣子。」

阿浩看起來好苦惱，我再仔細問下去，原來因為亞斯的固執特質讓他反覆擔心同樣的事情，很難轉移，而注意力不集中又讓他無法專心……在最近如此的高壓之下，一些焦慮、甚至憂鬱的症狀都跑出來了。

「我最近只要一緊張，就會覺得指甲邊邊那些皮特別刺，會一直想剝，可是剝了之後就更不平，最後只好拿刀把它切掉。醫生，你不要擔心，我都有消毒。你看我這邊有顆粉瘤，我有在想要不要買手術器具來，好好把它們處理掉。」

阿浩最近的興趣轉移到醫療手術上，讀書之餘，都在研究這些開刀或是急救知識，前陣子甚至還買了針頭來幫自己抽血。我越聽，越擔心他真的會買手術刀來幫自己動手術。

「不過，你現在主要還是想把書讀好，對不對？」我問。

阿浩用力點頭。

我評估了一下，阿浩現在的焦慮症狀已經達到必須用藥的標準，至少得先緩解他的過度焦慮，讓睡眠時間充足，才不會落入焦慮→失眠→無法專心→更焦慮→更難專心的惡性循環裡。

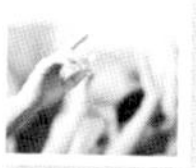

於是，我向阿浩和媽媽解釋我的想法，還有藥物使用的原理、作用及副作用等。幸好他們十分信任我，很爽快地就答應了用藥。

就在印表機唧唧唧地印出藥單的同時，媽媽突然很小聲地說：「我覺得他最近會這樣，是因為我。」

「啊？什麼意思？」

母子倆互看一眼，媽媽才開口解釋道：「其實我年初發現得了乳癌，不過，經過開刀和局部化療，醫生說已經痊癒了，只要追蹤就好。但他自從知道這件事之後，就好像突然成熟起來了。」

我被這突如其來的消息弄得腦中頓時一片空白。連我都如此震驚，可以想見對阿浩的影響有多大。

難怪媽媽看起來身體比以前瘦弱了些。

感覺起來，媽媽沒有像以前那麼氣勢凌人，也不再對阿浩那麼緊迫盯人，反而我最近感受到的是，母子間的互動比以前溫柔許多。

再仔細想下去，最近阿浩的特殊興趣也變成與醫療相關……我心裡有點酸酸的溫柔，像蘇打汽水裡的氣泡，一一浮了上來。

「我就是覺得，至少讓媽媽少擔心一點，癌細胞是不是比較不會復發。」

阿浩的語氣雖然還是帶點亞斯的平板，但緩慢而堅定，一字一句清楚地從他口中吐出這些話。

阿浩的肩膀又比前些日子寬了些，坐在他身邊的媽媽看上去更顯嬌小。她聽完阿浩的這番話，說不出話，眼眶卻紅了。

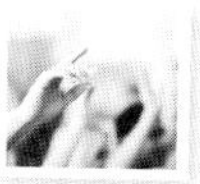

「我哪有亂講話，書上明明就是這樣寫。」

——他迷上了醫療知識，就從知道媽媽患了癌症開始

阿浩是個亞斯的高二男孩，從國二開始就每個月來診間報到。每次媽媽帶著他回診，都會請他先想好今天要和我討論什麼，通常是這一個月裡，他遇到的困難或卡住的事情。

不知道是不是與媽媽患了癌症有關，最近他迷上了醫療知識。

這次回診，他扭扭捏捏的，明明有什麼事情要跟我說，卻又不敢說出口。最後還是媽媽開口幫他起個頭。

「他最近闖了一點小禍。」媽媽語氣平靜。「我們前幾天收到航警局的公文。」

「啊？」我掩不住自己的驚訝。

媽媽對阿浩使了眼色，阿浩才吞吞吐吐地說：「就是……我上網看到正腎上腺素可以用於急救，就想說可以備個幾罐在家裡，萬一突然有人需要急救，就可以派上用場。可是在台灣，這好像是管制藥品，總之不管怎麼樣，我都買不到，所以後來我就用那個藥名上淘寶找……」

「然後呢？」我心中驚嘆亞斯的堅持度真的不是蓋的。

「結果真的就被我找到一個賣家有在賣，所以我就跟他訂了幾瓶，錢付出去，他也真的出貨了。可是一到海關，馬上被攔下來，航警局應該是懷疑我走私藥品，所以就發了公文來，要我到那邊說明。」

媽媽掏出公文給我看。

「哇噻，你才不只買幾瓶腎上腺素，還買了生理食鹽水和局部麻醉劑，總共好幾瓶欸。」我看完，忍不住吐槽他的避重就輕。

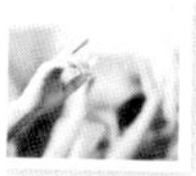

「啊就想說，如果我自己受傷需要縫合，可能也會需要局部麻醉劑，我沒有想要縫別人啦，所以不算醫療行為，這個我都上網查過了。」

我又好氣又好笑。到底該說阿浩很認真？還是很無厘頭？

「所以現在就在等他們確定要我們到航警局說明的時間。」媽媽很冷靜地表示，帶點無奈。

「嗯，也只能等了。不過，犯法的事情還是不能做喔。你之後如果真的進了這一行，這些醫療用品，每天都可以看得到，不用急於現在啊。」

我忍不住還是訓了阿浩一下，意識到自己怎麼好像比阿浩的媽媽還碎念，我轉頭對媽媽說：「阿浩媽媽，你現在真的很厲害欸。對這些事情，好像都很能接受了？」

「對呀，**就知道他是這樣的孩子，我也曉得他完全沒有惡意，就只是對這些真的太有興趣。事情遇到了，就是去處理。他還是我的寶貝孩子啊。**」

媽媽簡直像菩薩般的露出溫柔的笑容，我真的打從心裡佩服。

「對了，醫生，我想問你有沒有考過ACLS（高級心臟救命術）？」阿浩突然話鋒一轉，又開啟了新的話題。

「你怎麼會想要問這個？」

「因為我最近想要去上課，想考執照。」

「嗯，這樣很好呀，至少你有證照的話，很多事情就會變得合法了，也不用像這次就被約談。」

「我已經買了書自己看，不過，有很多藥物或疾病真的滿難的，看不是很懂，像那個心電圖ＶＴ、ＶＦ……」阿浩說到這些，又開始眉飛色舞。

「這些在上課的時候，急診科醫師會很詳細地說明，你只要認真聽，有問題時發問就可以了。」再聽他說下去，看診就要變成急救訓練課程了。

媽媽從旁補充，「我們上次開車在路上，看到有人車禍，他就叫我停車，然後他衝下去想要幫忙。」

「噢，那次媽媽開車，我看到旁邊有個人騎車騎很快，砰地一聲就撞到紅燈右轉的車子，整個人飛出去。我下車去看，覺得他應該是骨折了。後來救護車很快就來，可是我覺得他們急救的過程怪怪的，好像沒照標準流程搬動病人。我很想衝上去跟他們說這樣不對，書上不是這樣寫的，可是媽媽攔住了我。」

阿浩一臉不解，有些忿忿不平的樣子。媽媽在旁邊欲言又止。

「媽媽，你那時候擔心什麼呢？」

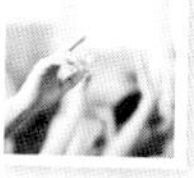

「我哪有亂講話，書上明明就是這樣寫。」

「就覺得不要干涉人家救護人員工作啊，人家應該也是有他的專業吧。你一個高中生如果去那裡亂講話，等下惹禍上身——」

「我哪有亂講話，書上明明就是這樣寫。」

眼看阿浩又開始「據理力爭」，媽媽閉上嘴，求助似的看著我。

「阿浩，我建議像這樣的問題，你可以記下來，等到去上急救課時問老師。但我和媽媽一樣，不建議你當場就去說喔。」

「為什麼？」

「當時家屬在旁邊，對吧？我的理由分成兩個部分。第一個是醫療的部分。你知道醫療的流程日新月異，有時書上寫的也可能是舊的資訊。你當時確定你說的醫療流程是最新、最正確的嗎？」

「呃……其實我也不是那麼確定。」

「是啊，所以如果在你不確定的狀況下，貿然去干涉他們的急救，會怎麼樣？」

「可能會害到他們。」

「嗯，除此之外，家屬也可能……？」

「覺得我在干涉醫療？」

「沒錯。假如拖到時間，結果你又是錯的，你覺得？」

「那我就完蛋了？可能會被告欸！」感覺阿浩嚇出一身冷汗。

「是啊。第二個是人情世故的部分。你說當時家屬在旁邊，對吧？」看阿浩點點頭，我繼續往下說：「那你覺得如果你過去對救護人員說：『欸，你們這樣是錯的。』家屬可能會怎麼樣？」

「嗯……可能會告他們。」

「所以那些救護大哥聽到你的建議，他們在這個前提下，會有什麼反應呢？」

「我不知道……」

「有兩種可能，最有可能的是他們不接受你的建議，堅持他們是對的。因為如果接受你的說法，就代表他們是錯的，而旁邊的家屬都聽到了，如果出事，家屬就可能會告他們。另一種是他們冒著被家屬告的危險，接受你的說法，但這可能性……」

「應該很低吧。」

「所以最有可能的就是，你堅持你的做法，他們堅持他們的，在那裡爭執不下……」

「然後拖到急救的時間。」阿浩恍然大悟。「可是萬一我是對的，難道就要這樣放任事情錯下去嗎？」

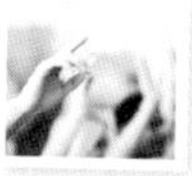

「我哪有亂講話，書上明明就是這樣寫。」

「你要先很確定自己是對的，這需要你去上課及有實務經驗的累積，等到你變成很有經驗的救護人員。假如你很確定自己是對的，這個流程又可能會對病人造成很重大的影響，我才建議你直接在私底下告訴救護人員。不然，對方一定不可能當場認錯，你們就只是在那裡吵架，病人最後也沒有得到你希望的救護，只是拖延了急救時間而已。」

看阿浩終於點點頭，心領神會的樣子，我總算鬆了一口氣。要亞斯的孩子練習把「人性」考慮進決策流程，真的是非常困難的一件事啊。

阿浩的媽媽在此時終於開口，「謝謝醫師對他解釋。我跟他說了好多次，他老是聽不進去。」

「因為媽媽都只有告訴我不要管別人的閒事啊！」阿浩抗議。

「關鍵是一步一步地拆解，然後把人性考慮進去，這樣他才能理解為什麼不能得到他想要的結果。有時候甚至可以畫圖。阿浩很聰明，還算很快就可以轉過來的。」

「唉，看他這樣，我實在是擔心他如果真的要走醫療這一行……會不會出什麼事？」媽媽憂愁地說。

「他的出發點絕對都是為病人好，因為他非常善良。只是其他周邊的技巧，還需要再帶著他多思考、討論，這樣才能更順利。醫療是需要高度團隊合作的職業，所以今天這些想法，阿浩要記起來喔。」

說真的，我也有些擔心，不過，還是走一步算一步吧。相信阿浩的純良本性，會帶領他走上適合的道路吧。

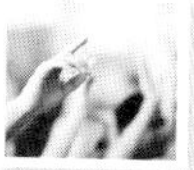

「我再也不要踏進校門一步。」

——聽見一群同學在背後講她壞話，她直接走向前，把奶茶潑在同學臉上

「維基百科」：閨密這詞應為「閨中密友」的簡寫，但也有許多人把它故意誤寫成閨蜜，蘊含甜蜜之意。

在這次門診之前，我從沒想過小八也會有閨密。

小八剛來看我的時候，學歷停留在國二，當時十五歲的她，已經休學在家一年多了。

皮膚蒼白的她，臉上布滿了青春痘。及肩的長髮上，飄落著雪花般的頭皮屑。

焦慮度極高的小八媽媽表示，小八自小被診斷為亞斯伯格症，不善交際的她，從小學就時常被同學霸凌。

上了國中之後，狀況更是變本加厲，偏偏小八也不是省油的燈。國二時，某次聽見一群女同學在她背後講她壞話之後，她直接走向前去，把手上的奶茶潑在女同學的臉上。

可想而知，女同學的家長到學校去大鬧了一場，小八從此拒絕再到學校去，連其他學校，她都不願意再踏進校門一步。媽媽無奈之下，只好替小八辦休學。

此後，她在家裡作息紊亂，情緒起起落落。情緒高昂時，她會半夜不睡，拿媽媽的化妝品往臉上亂塗，把自己畫成個大花旦；低落時，她又可以好幾天在床上不吃不喝，完全不下床活動，也不理人，自我照顧能力退化到了非常差的程度。

人生給小八的考驗並不是單選題。仔細詢問過病史後，我認為她除了亞斯之外，應該還有躁鬱症在作祟，才會讓心情如此起伏不定。

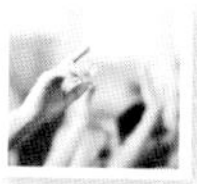

媽媽原本已對小八的情況不抱任何期待，因為根本無法把小八帶出門，她也很久沒看醫生了。這次會來兒心科就診，是因為小八最近似乎處在輕躁期，突然間變得動機較強、想法很多，非常想知道自己的智商有多少，媽媽告訴她如果要做測驗，必須回診，才趁勢把她帶來。

處在輕躁期的小八滔滔不絕，「我國小三年級的時候做過一次智商測驗，我記得那次是一二〇，醫生說那很高。可是我覺得最近好像有退步。以前我在班上都考前三名，但是我同學現在都上高中了。醫生，你覺得我有沒有退化？我是不是有空也應該多看書？」

媽媽贊同小八在小時候的學業表現是挺好的。「她那時候都覺得考試很簡單，同學如果寫錯，她就會去笑人家，說：『哈哈哈，怎麼那麼笨，這麼簡單也不會。』結果她就變得人緣超級差。」

「哎呀，那些過去都不重要了啦，好漢不提當年勇。我只是想知道我現在的智商到底多少。」小八仍跳針在她的智力上。

「嗯，聽起來，你現在真的可能有退步欸。我們做測驗其實得排一段時間，你要不要趁這段時間調整一下你的情緒，情緒平穩一點，對你的智商表現也會有幫助喔。」

我乘機給個說詞，希望可以讓小八接受躁鬱症的治療。

「真的嗎？我以前都沒有好好吃過藥，每次好一點，媽媽就說我不用吃了。」

我將目光投向媽媽，她心虛似的迴避我的眼神，小聲地解釋，「以前就覺得孩子還小，不要靠藥物啊。但是這一年多以來，我真的也筋疲力竭了。她有時候high起來就好幾天都不睡覺，化妝化得像鬼一樣。Down下去時，又一直說想死，不吃不喝不洗澡，我真的沒力氣顧她了。」

「反正小八都已經這麼久沒上學了，我想不管吃不吃藥，她也不會比現在更差了，不如這次就試試看吧？現在的藥物也比以前更新，更沒有副作用了喔。」

其實聽完小八的複雜病情，加上她已經拒學這麼久了，我也有點抱持著姑且一試的心態。

「你如果不好好接受治療，我覺得也沒有排測驗的必要，因為測出來一定比以前退步。」看小八和媽媽還是有些猶豫，我把話說得重了一點。

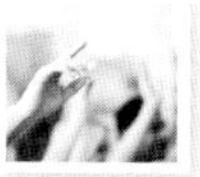

最後小八排了測驗時間，並且帶著穩定情緒的藥物回家。

令我驚訝的是，小八從此規律返診。在藥物控制之下，媽媽說她情緒不穩的狀況慢慢改善了。

小八開始每天洗頭、洗澡，漸漸可以幫忙做點家事，接著進步到可以去巷口幫忙買東西。

在媽媽鍥而不捨的鼓勵之下，她也重拾書本，想把落後的進度補回來。

／

接受藥物治療了半年，小八和媽媽在我的門診討論之後，決定報名一所高職的影視科。

「我真的好擔心，她會不會回去上學之後，又和同學吵架，然後又不上學了。她現在真的進步很多了，很怕她又退回去……」媽媽擔心地說。

「和同學相處真的很困難，但我現在比他們大兩歲，他們可能比較不敢來惹我？說不定會比較聽我的話？」小八的想法總是十分特別。

「小八現在的情緒應該有比之前穩定，藥物應該會起到保護作用。我們可以定期回診，有任何人際相處的問題，都可以帶來門診討論。」我鼓勵他們，雖然心裡也有些擔心。

／

高職開學後，小八第一次回診。見她身著制服，我和媽媽兩個人感動不已，雖然她在校仍然是跌跌撞撞地走著。

影視科的分組作業特多，同學雖然不像國中那樣直接排擠、霸凌她，但她和同學合作的過程中，還是不時有衝突發生。

「期末要拍小短片，我想當導演。但其他同學都不投我，後來我只當場控，遞茶、遞水、遞道具。醫生，你告訴我為什麼，明明那個當導演的同學比我笨！」

小八氣呼呼地描述多媒體製作課發生的衝突。

「你有沒有直接對當導演的同學說，你覺得他很笨？」我擔心地問。

「沒有啦，你有說過不能當面講人家笨，要維持表面的和平，所以我來這裡罵給你聽啊。」

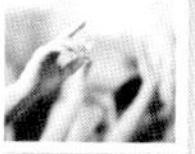

還好，這小鬼有聽進去。

「做得好，你比之前有進步了呢。」我給予正向回饋，「繼續保持表面的和平，你如果有想法，再告訴導演，導演若聽你的，你就變成地下導演了喔。」

「齁，要一直維持表面和平真的好累喔。」小八抱怨。

原本以為事情就這樣解決了，殊不知，下次回診，精采的還在後頭。

「導演一直卡我的戲，我後來生氣了，就走過去呼他一巴掌。」

「啊！」我震驚。

「但我後來有去向他道歉了啦，反正他也抓傷了我的手臂。」小八撩起衣袖，果然有數條指甲痕。「我覺得這樣比國中好，反正互相傷害，兩不相欠。」

真不愧是亞斯的孩子，思考直來直往到令人佩服。

「她現在的同學好像比較不會和她計較這些，兩個人打完架之後，竟然還可以同組把作業完成。」媽媽鬆了一口氣的樣子。

「有時候，環境的包容力也是很重要的。」我心中也替小八慶幸著。她之前的國中是重點升學的學校，同學與家長的狀況應該和現在差很多吧。

高二時，小八有一度因鬱症發作，差點回不去學校，但在藥物調整之下，很快穩定下來。最後，她有驚無險地畢業了。

畢業後，小八去上職訓課程。媽媽驚喜地表示，「醫生，你絕對不敢相信，她現在每天都早睡早起，自己設鬧鐘，搭公車去上職訓欸！」

媽媽掩不住眼中的喜悅。

「她好像終於長大了。她和一起上課的幾個女生感情不錯，回家後也都會跟我說她們今天聊了什麼、週末要約去哪裡。她每天都很期待去上課，很有歸屬感的感覺。」

「真的？我以前很難想像小八會有閨密欸。她現在真的成熟很多了呢。」我也很替她開心。

「她說，其中一個好朋友年紀輕輕就在洗腎，她覺得對方很辛苦，感覺她現在也比以前有同理心多了。那時候有來看診真是太好了！雖然那次的智力測驗做出來退步二十分，她回家後還哭了。但也是因為這樣，後來她才肯乖乖服藥。」

「對啊，她後來才相信情緒起伏真的會害她變鈍。現在真的穩定多了呢。這次

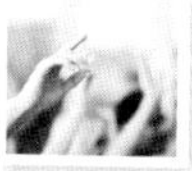

「我再也不要踏進校門一步。」

可以再幫她調低劑量了。」

我想起小八剛來時的樣子。**有時，人與人相遇是一種機緣巧合，能夠傾聽和幫助孩子，是身為兒心科醫師的使命和幸運，雖然不一定能幫上每一個孩子，但總是要盡力去做。**

想像小八和閨密相處的樣子——青春雖然兜了一大圈，終於還是如同遲來的春天，溫暖地綻放在小八的生命裡。

「我在家也可以有志於學啊。」

——少女從小就是班上的邊緣人，只有唯一感興趣的古文是好朋友

那天的上午診，因為有來精神科門診見習的小兒科住院醫師跟診，我是這麼對她開場的。

「學妹啊，我們精神科醫師有時候要懂滿多面向的事情，得扮演很多重的角色，使用病人的語言，才有辦法和病人溝通。尤其是兒心科，你必須很瞭解每個年齡層孩子的喜好與胃口，才有辦法和他們建立關係。」

學妹似懂非懂地點點頭，看起來不太理解我在說什麼。

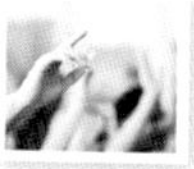

「我在家也可以有志於學啊。」

接下來，門診大大小小的孩子們陸續登場。

我先跟兩歲的小小孩牙牙學語地說：「來，請把車車給我～」

接著，和憂鬱的高中少女聊防彈少年團的應援小物和應援色。

國中的注意力不足過動症少年進來診間了，我和他討論「傳說對決」與「決戰平安京」兩款遊戲，哪個比較好玩。

然後，一名國中少女，因為不想上學而一直說自己頭痛。媽媽拿她沒轍，帶她去看了小兒神經科，被小兒神經科醫師轉來我的門診。

「小兒神經科醫師說她是心理的問題啦。」媽媽解釋。

「要不要說說看，你為什麼不想上學？」我問。

少女頂著一頭亂髮，穿著學校的運動服，表情淡漠，低頭向暗壁，千喚不一回。

我掃視她一圈，身上沒有任何吊飾、明星周邊物品，衣服也是一般的校服，看上去不像有參加什麼社團或校隊，可以用來切入話題。

「她有沒有特別喜歡什麼東西？」我轉向媽媽。

「特別喜歡的東西……啊，她喜歡古文。很奇怪，和其他同學都不一樣。常常捧著一本什麼止的在那裡看一整天。」媽媽思索了一下回應。

喜歡看《古文觀止》啊，看來得拿出點真功夫了，我心下盤算著。

「你現在十四歲快十五歲了，」我看著電腦上的她的出生年月日，說：「你知道孔子十五歲的時候在做什麼嗎？」

很好，她抬起頭，與我眼神接觸了。

「子曰：吾十有五而志於學。」我緩緩道出。

「三十而立，四十而知天命。」她緩緩露出微笑，情不自禁地接下去。

「四十而不惑，五十才是知天命。你看你都沒有去學校，連你最喜歡的古文都開始忘記了。」

「對對對，四十而不惑，五十而知天命，六十而耳順。」她抓抓頭。

「七十從心所欲不踰矩。所以我沒有要求你現在就可以遵守所有規矩，但是至少也要開始有志於學吧。」

「我在家也可以有志於學啊。」

「不行。」

「為什麼不行？」

「因為學而不思則罔，思而不學則殆。你都窩在家裡自己思，同學都在學校一

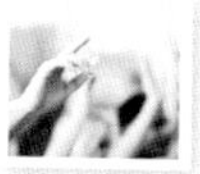

「我在家也可以有志於學啊。」

直學，你總有一天會迷惘又倦怠。」

「好像也有道理。被你說的我都忘記為什麼我不想去學校了。」她搔搔短髮，露出尷尬的笑容。

「你看你迷惘了！既然想不出為什麼不去學校，那就要好好去。你現在開始有志於學還不晚！」

既然接上軌了，我釐清少女在學校的人際與學業狀況。

她說，她從小就不知道怎麼交朋友，常常講沒兩三句話，別人好像就不想跟她聊天了，所以只好一直當班上的邊緣人。

上國中之後，她發現自己對古文特別有興趣，但班上同學都覺得她是個怪胎，她只好趁著下課時，纏著國文老師聊古文。但老師也很忙，只能丟《論語》、《古文觀止》讓她自己看。其他的科目，她的成績都一塌糊塗，唯獨國文在班上一枝獨秀。除此之外，她還特別喜歡寫論說文類的報告，每次有類似的作業，她都會很認真完成。

媽媽說：「別人看她這樣頭低低的，又都不說話，還以為她是笨蛋，可是其實她寫那些報告超厲害的，連老師都嚇到。」

我們討論了唐宋八大家，誰該為首，《詩經》風、雅、頌各自的魅力……少女與我相談甚歡，媽媽和住院醫師在旁邊瞠目結舌，完全搭不上話。

最後，我們兩人達成共識，她同意下次來門診時，要交一份報告給我，論述她「要上學／不要上學」的好處與壞處，然後我們再來一起討論，到底要不要上學。

媽媽滿意地帶著少女離開門診。

我回頭看看跟診的小兒科住院醫師，問她有沒有問題。

「老師，你們看診都像這樣嗎？」她吃驚到整個下巴都快掉下來了。

「也不一定啦，弱水三千，取一瓢飲，剛好碰到談得來的病人才會這樣，這些都是緣分問題。」

突然間發現自己國文老師上身還沒退駕，我趕快轉回頻道。

「她應該是亞斯伯格症。**和亞斯的孩子溝通時，如果談到的是他有興趣的事情，會突然像廣播調準了頻率似的，此時你說的話，他才聽得清楚。否則你長篇大論，在他耳中很可能只是如同沙沙沙的雜音。**從對你完全沒興趣、懶得理，到把你當平生知己、知無不言，那種戲劇化的程度，就如同你剛剛看到的那樣。」

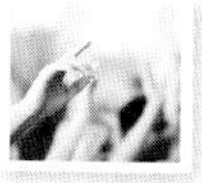

「我在家也可以有志於學啊。」

一週後，古文少女回診了。

媽媽表示，上星期女兒被我辯才無礙地說服後，雖然仍頗有抱怨，但至少這禮拜都有努力地起床，去上學。

媽媽報告完畢，我滿意地點點頭。此時，少女從她的書包裡拿出一份A4白紙，遞到我面前，上面分成兩個欄位。她字跡娟秀，很認真地列出了上學／不上學的優、缺點。

上學的優點有：不用被罰輟學罰款三百元／天，不會浪費營養午餐錢三十五元／天（下方還小計三三五元／天），可以上她最愛的國文和歷史。還有，不上學可能會被罰寫功課和考卷、上學是義務等等。而不上學的優點只有：不用起床，生活悠閒、可以耍廢等等。

輟學罰款的部分，我甚至聞所未聞，少女說她是上網查的。

「根據民國一〇二年立法院三讀通過的《強迫入學條例》，中輟生家長或監護人若無故不讓學童復學，經勸告仍未改善，每次將被罰三百元，可連續罰至復學為止。」

見我有疑惑，少女直接把法條字正腔圓地背出來給我聽。

逐項與她討論完後，我問她結論。

「你看，上學的優點這麼多、這麼長，不上學的這麼少、這麼短，比較之下，當然是回去上學啊！」這下子，她倒理直氣壯，一副是我腦筋轉不過來的樣子。

／

雖然少女要回學校的心意已決，但可別忘記她潛在不想去學校的原因。於是，我們又花了一週討論回去上學時，需要注意的事項，比如說：她的自我清潔、儀容照顧、社交應對等。

歷時三次的短期門診諮商就這樣結束了。

我問她還要不要回診，她說這樣都要請假不好，會影響課業。於是，本來已經打算複習《古文觀止》，好繼續與她口若懸河的門診醫師，只得帶著略為不捨的祝福，目送她離開。

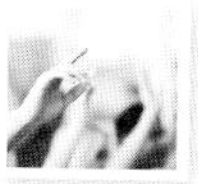

「媽媽，為什麼你眼睛流出液體？」

「媽媽，為什麼你眼睛流出液體？」

——他卡在不會寫的題目，卡到哭了，就是沒辦法不按照順序，跳過不理

小魚和媽媽第二次回來門診。

小學一年級的小魚很聰明，記得上次來門診時，有玩具可以玩，這次他一進來就字正腔圓地問我：「醫生，請問我可以跟你借玩具嗎？」

他們這次回診的目的，主要是我要對媽媽解釋小魚的心理衡鑑報告，於是我告訴小魚，「你有問我，非常棒！那你等等會幫我收玩具嗎？」

小魚篤定地點點頭，我便放他去玩機器人了。

媽媽一邊坐下，我一邊問她：「媽媽，上次回去之後，有沒有自己稍微瞭解一下亞斯呢？」

小魚的症狀十分典型，初診時，我便幾乎確定他是個聰明的亞斯孩子。在這個前提之下，初診結束前，我通常會提供家長一些網站及建議書單，讓他們可以回去先做點功課，這樣在複診看報告時，家長比較容易理解為何我會下此診斷。這段時間也好讓家長先做好心理準備，畢竟要接受孩子的特殊之處，不是件容易的事。

「醫生，你知道他剛剛在外面問我什麼嗎？」

「什麼呢？」

「他問我：『媽媽，你知不知道什麼是正電和負電？』」

我聞言不禁莞爾一笑，上次的病歷中就記載著「**小魚的特殊興趣是自然科學**」。侷限的特殊興趣是亞斯最有特色的症狀之一。亞斯孩子常常會喜歡恐龍、交通工具、自然科學，也遇過喜歡歷史、天文、古文的。他們的共通點，是會非常沉迷於鑽研這項他們喜歡的事物，也因此，他們在這方面的知識，往往都比我們豐富許多。

「我還以為他在問我副店長的副店，正在納悶他是從哪裡聽來這些詞彙的。」小魚媽表示。

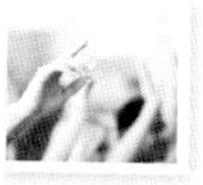

「媽媽，你這就太不亞斯腦了。他一定是在跟你說電極的正電和負電。」我忍不住笑著說。

亞斯伯格是自閉症類障礙中的一個分支，而他們的大腦也曾被稱為「過度理性的大腦」。雖然每個亞斯人的興趣不一，但多數孩子還是比較喜歡像自然科學這種有邏輯規則的事物。

「是啊！醫生，你真懂！上回你對我說小魚應該是亞斯伯格之後，我回去上網查，突然間，他的很多行為都可以解釋得通了。上次老師打電話來，跟我說小魚在體育課的時候自行脫隊，跑去學校的生態池，因為沒有報告老師，最後是全班動員找他。老師說最後發現他的時候，他蹲在生態池那裡，而且往裡面丟垃圾。」媽媽描述著。

「他一定是有什麼原因吧……」

「沒錯。老師氣瘋了，叫我要好好訓他。那天他下課回家時，我忍著不發脾氣，好聲地問他為什麼要丟垃圾到生態池。結果你知道他說什麼嗎？」

「什麼？」我猜應該還是跟科學有關。

「他說他在研究樹枝、樹葉的浮力，而且還興奮地告訴我，他成功用風力讓紙船在湖面上行走！」媽媽的眼神中充滿憐愛。「我隔天去跟老師說，老師超傻眼的，說從來沒看過這種小孩。」

我看見小魚媽媽的轉變——她從上回初診時非常焦慮，連珠炮似的抱怨小魚在學校的諸多問題，到這次可以很厲害地理解小魚的行為，甚至為小魚發聲，真是令人寬慰的轉變。

「看來，媽媽上次回去後真的做很多功課，也對亞斯有一定程度的瞭解了呢。其實，**診斷就是給一個方向，讓大家可以一起找方法來幫忙小魚，並不是要給孩子貼標籤。**」

「是啊，我加入了南部亞斯家長的社團，看到很多人分享自己孩子的狀況，才發現原來我並不孤單。只是老師好像完全不懂亞斯是什麼，今天來拿報告也是要給老師看的，希望他可以對小魚有多一點瞭解。」

我解釋完評估結果後，媽媽拿著報告，牽著小魚離開了門診。

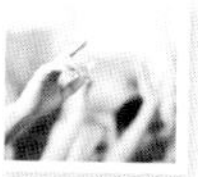

誰知好景不常，小魚第三次回診，又出事了。

「上課時，老師交代作業，全班同學都完成了，就他寫到下課結束都還沒寫完，最後他一邊寫，一邊哭。老師跟他說先收起來，他沒辦法接受，就躲到桌子底下，躲了整整一堂課。」媽媽沮喪得抬不起頭來。

「他沒辦法完成的原因是什麼呢？」我問。

「因為他第一題不會寫，就卡住了。我跟他講了很多次，『總共也才四題，你就先把下面三題寫完，再回來想第一題。』他就是不能接受。」媽媽從包包裡拿出那份卡住的作業。

沒辦法跳過題目是很多亞斯孩子都有的問題。由於獨特的固執性，他們常會覺得事情一定得照某個既定方式進行，像是從A點到B點，一定得照某個順序走某一條路，題目一定得從第一題寫到最後一題，而不能跳過某一題或是倒著寫。

「小魚，還是我們試試看把不會寫的題目先蓋起來，好不好？」我輕輕把作業紙摺起來，剛好遮住第一題。

小魚懷疑地看著我，想了一下，說：「這樣就看不到第一題了。」

「對呀，有一題空白在那邊看了很不舒服，我們把它遮起來，這樣就看不到了。」

小魚雖然還是皺著眉頭，不過，終於開始認真讀起第二題來。

「這題我會，答案是二。」他端詳好一會，終於吐出這幾個字，我和媽媽頓時都鬆了一口氣。

「下次如果又遇到不會的題目，可以像這樣把它遮起來試試看嗎？」我問。

小魚點點頭。

「媽媽，你記得先向老師解釋一下為什麼小魚要摺考試卷，不然如果老師不理解，誤會他就糟糕了。**小魚以後可能還會遇到各種卡住的狀況，這時候就得像這樣，一件一件地用他可以接受的方式說明、處理，直到他能夠理解為止。**」我一邊叮嚀，一邊解釋。

「每件事都要這樣嗎？天啊～」媽媽差點沒抱頭。

「不會啦，小魚這麼聰明，**他也會自己成長，找到方法的。**」眼看媽媽快要崩潰，我連忙安慰她。

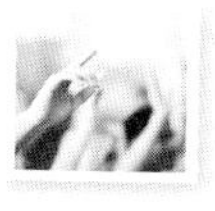

再下一回的門診。

「醫生，你上次說他會自己找到方法，結果真的欸！」媽媽眉開眼笑地告訴我。

「怎麼說？」

「上星期有一天，他放學回家後對我說：『媽媽，我今天有成功跳過不會的題目喔。而且因為那個題目在中間，我用紙摺蓋不起來，結果還好我想到可以用尺遮住它。』」

「小魚真是太聰明了，想到這麼厲害的方法！醫生阿姨以後要教其他小朋友用你的方法！」我對小魚豎起大拇指。

「而且後來我把尺拿開，就發現那題我會了，結果我考一百分欸。」小魚表情酷酷地說。

這次回診無啥大事，小魚跑去玩玩具，如釋重負的小魚媽媽和我輕鬆聊著他們全家去旅行的事。

「所以你們上個週末住外面？」我問媽媽。

「醫生阿姨，我們沒有住外面。」正在組裝積木的小魚突然回過頭，一本正經地跟我說。

「啊？可是媽媽說你們去台中欸，沒有住外面嗎？難道是當天來回？」我滿頭問號。

「我們去台中住在飯店，沒有住外面啊！那天下雨欸，如果住外面不就淋濕了？」小魚理直氣壯地說。

原來啊！**自閉症類群障礙的孩子常常只聽得懂字面的意思**，如「臨時抱佛腳」，就以為是真的要去廟裡抱佛像的腳。所以小魚認為「住外面」就是「住」在房子「外面」的意思。

我和小魚媽頓時臉上三條線，我們互看一眼，然後哈哈大笑起來，小魚媽笑到眼睛都流眼淚了。

「媽媽，為什麼你眼睛流出液體？」小魚衝過來，盯著媽媽的眼睛，仔細地觀察並提問。

看來，和亞斯腦奮戰的路還長著呢。

你可能以為……

「孩子是故意特立獨行，孩子氣的反抗。」

「生而為人，我很抱歉。」

——兩年來沒有對我說過一個字的女孩，寫下了她滿滿的悲傷與無助

選擇性緘默症的孩子在兒心科醫師診間或許不是最大宗，但偶爾總是會散見幾位。

對他們來說，保持緘默不是一種權利，更不是一種選擇，而是想開口表達卻沒有辦法。

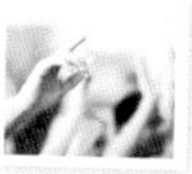

老實說，默妍前幾次來到我的診間時，我還真摸不著頭緒。當時她已經高一，打扮整齊清潔，一頭黑直髮烏溜溜的，看上去是一個簡約文青風的少女。然而，她打從進診間就不發一語，只低著頭看地板。

「醫生，我們家默妍已經看過很多醫師了，也去做過心理諮商，但是才一次就放棄了，因為心理師說她都不講話，這樣沒辦法做諮商。」默妍媽媽倒是說話流暢。

「她是從幾歲開始不說話的？」

「她從小就話少，老師也常常說上課一叫她起來示範，她就會停住不動。但是我們默妍明明考試都會寫，她頭腦其實很聰明的。久而久之，老師也不再強迫她，她也就這樣順利地念完小學、國中——」

「等等，那她在家裡會講話嗎？」我覺得這樣問，對於就坐在我面前的默妍好像有點失禮，但是這是重要的鑑別診斷問題，不得不問。

爸爸和媽媽都笑出聲來，異口同聲地說：

「拜託，她在家話可多了～」

「不要說在家了，剛剛在外面候診的時候，她還一直和我們聊天呢。」

默妍依然漠無表情地看著地面，一動也不動的她，簡直像尊雕像。

「Frozen」，教科書上是這樣描述選擇性緘默的孩子的。他們之所以無法開口講話，是因為強大的社交焦慮感，因此，在面對不熟悉的環境和人時，他們會像「急凍」一樣，一動也不動。不僅無法開口講話，連要他們動一根手指頭都可能極為困難。

但是，他們往往在家裡都是可以說話的，與熟悉的家人、朋友互動也都沒問題。也因為這樣，這些緘默症的孩子，常常在親朋好友面前被罵沒禮貌，甚至被說沒家教，因為他們明明會講話，卻不會開口打招呼、和大人寒暄，當然也不若大方的孩子討喜。

其實，緘默症的孩子們心裡大都清楚自己在這個場合應該做什麼事、說什麼話，偏偏身體就是動不了，當眼前的陌生對象越是把注意力放在他身上，他的心跳只會越來越快，手心微微發濕。**在他們「冷凍」的外表下，心裡正如火山爆發般熔岩竄流，焦慮難抑，只想趕快逃離這個恐怖的情境。**

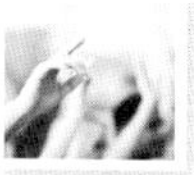

雖然心裡大致認為默妍應該是緘默症的孩子，但是我實在也無法確定，畢竟我沒看過年紀這麼大的緘默症個案。要知道，不管是精神科醫師或兒心科醫師，「會談」是我們唯一的診斷工具，而此刻我無法從眼前這名少女口中得到任何資訊，這也讓我不得不繼續從其他方面來推敲可能的診斷。

不喜與人社交，固執性又這麼高，自閉症類群障礙也需要考慮。

在她這個年紀，一些早發的憂鬱、強迫症，甚至思覺失調症（不知道是不是有幻聽叫她不能和我說話？），也都必須考慮。

於是，我詳細地向爸媽問清楚默妍在家的狀況，還有她過去的成長史，並且發了問卷給她的學校老師。然後再幫她排了一場心理衡鑑，註明個案可能不說話，可盡量以投射測驗或自填問卷，來瞭解個案的狀態。

整個看診過程中，我努力避免自己對默妍有過多的社交要求，盡量避免直接問她問題，不直視她太久，怕造成她的不舒服。只在最後對她說：「如果你有什麼想跟我說，但是說不出來的，下次回來之前可以告訴爸媽，或者寫字條、打字都可以。」

我看到她很輕微、很輕微地點了一下頭，幅度小到我都以為是不是自己眼花了。

後來幾次的回診中，我從爸媽的報告、學校的資訊中得知，默妍由於這樣的個性，從小其實都過得不太開心，得比別人花更多時間適應新的班級、新的學校。也或許是因為在人際上不順利，默妍很在意自己的成績，自我要求高，成績大概都排在班上的前三名。

而升上高一之後，默妍過得更慘了。同學們很快發現了她的特別之處，常常捉弄她，叫她「A狗欸」或「神經病」。加上第一次段考成績出來後，默妍發現自己的成績只排在班上中間，於是她整個崩潰了，每天以淚洗面，不願意再去上學。

負責心理衡鑑的心理師努力地與默妍做了測驗。雖然在測驗過程中，還是可以明顯看出默妍的焦慮，不過，我們專業的心理師觀察到儘管她的作答速度十分緩慢，正確率卻很高，是個慢工出細活的孩子。然而，在與憂鬱、焦慮相關的問題上，默妍的分數都高得嚇人。

回診看報告的那天，向默妍和爸媽解釋完心理師的觀察之後，我瞥見一動也不動的默妍，臉頰滑落兩滴淚水，靜靜地，淚也如其人。

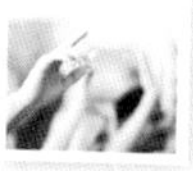

「生而為人，我很抱歉。」

然後，奇蹟似的，默妍對我遞出了她的手機。

螢幕上密密麻麻的字是她打出來的：

「醫師，每次都麻煩你真的很不好意思。我自己也不想這樣，每天早上起床想到要上學都覺得好痛苦，覺得為什麼我要活在這個世界上，給大家添麻煩。我會在房間一直哭一直哭，睡著了也在做噩夢。夢裡都是同學對我的嘲笑、老師對我的責罵，他們說我是啞巴、怪胎，不想跟我一組，故意把飲料潑在我的桌子上，我連回嘴的力氣都沒有，然後再哭著醒來。我真的不想再去學校了……我最近在看太宰治的《生而為人，我很抱歉》，我想我就是像那樣吧。謝謝醫生把這段話看完，謝謝。」

我看完之後，覺得說不出的激動和難受。激動是因為半年過去了，我終於「聽見」她的聲音；難受則是接收到她滿滿的悲傷與無助。

默妍後來申請在家自學。自律甚嚴的她早早便安排了讀書進度，按表操課。媽媽說不去學校之後，她的情緒狀況似乎好轉了。當然，合併憂鬱症的藥物治療或許也幫了一些忙。

他們持續回診著。有幾次我在看診中去上廁所，在診間外面，看見和爸媽有說有笑的默妍，我也不去打擾。

而她在診間依然沉默是金。

／

到了高二下，當高三學長姊的學測放榜後，默妍又開始焦慮起來。她告訴媽媽，數學有好多地方她都看不懂，但爸媽沒辦法教她，而她又不敢去補習班。

媽媽在門診告訴我這個狀況，我也只能幫著出主意：如果沒辦法面對面，可以請線上家教嗎？看看有沒有線上已經錄製好的補習班課程來幫忙？

然而下次回診時，媽媽卻告訴我，他們找到家教了。

「哇，她可以接受面對面的家教了嗎？」我很驚訝。

「嗯，我們也很驚訝呢。第一次上課那天，默妍自己寫好一張字條給老師，說她因為某些原因，無法開口講話，希望老師可以專注教學就好，不要開口問她問題。如果她有問題，會用寫的提出。」媽媽分享。

「所以其實她有進步了呢，不但克服焦慮，還預先想到解決問題的辦法。」我

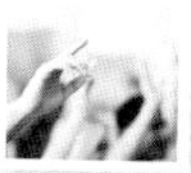

回饋。

「對啊，真的是有進步欸。這次的家教老師也不錯，都可以配合我們提出的這些需求。有的老師可能根本不想教我們這種……吧。」

「其實默妍是個很努力的孩子，老師之後也會感受到的。你看她這兩年，每次門診雖然辛苦，但是她都有來呢。」一眼看媽媽又陷入某種情緒，我趕緊打斷，也說出我兩年來感覺到的。

後來，我們討論著默妍想念法律系（雖然都還是我和爸爸、媽媽在聊），說著如果真的沒辦法面試，那就只能全力準備指考等等，就這樣結束了那次門診。

／

兩年來的看診，我還是沒聽到默妍說出任何一個字。這對於平常總是聽人說個不停、自己也說個不停的精神科醫師來說，真是前所未有的體驗。

媽媽說默妍曾告訴她，她還滿喜歡我的，因為我都不會逼她講話。

我恍然，原來治療關係的建立，可以有這麼多種不同形式。**或許看似沒說出口的，其實行為已經說了；而沒被耳朵聽見的，只要心裡理解就夠了。**

「我的孩子不可能是自閉症！」

——幼兒園的畢業舞台劇，老師排除萬難讓孩子上台，演一棵蘋果樹

小班的藍翼是個小帥哥，嘴唇紅潤，一雙大大電眼無辜地望向遠方，雖然不知道他的焦點落在哪裡，但只要被他迷濛的眼神掃到，我們這些老阿姨們都要融化了。但其實我們知道，藍翼沒在看我們，他眼神注視的，幾乎都是交通工具。三歲還沒有口語表達能力的他，就會在爸爸開車帶全家出去時，對著路上的名牌車激動地發出「啊啊啊」的聲音。

「他會特別有反應的都是很厲害的車，像瑪莎拉蒂啦、法拉利啦。上次他叫得

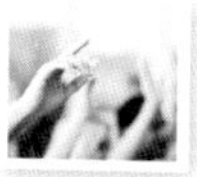

特別大聲，我們一回頭，是藍寶堅尼。」

藍翼媽媽是很有氣質的美術老師，爸爸也高高帥帥，每次穿上西裝來門診都格外出眾，藍翼的高顏值完全其來有自。

然而，這麼一個完美的家庭，也讓藍翼媽媽一開始根本不能接受孩子的狀況。

／

「其實我從他一歲多就覺得怪怪的了，我很努力放各種音樂給他聽，想教他哼唱兒歌，結果他完全沒反應。接著在他兩歲時，我想教他叫『爸爸』、『媽媽』，他死都不開口。到後來，我一叫他過來認圖卡，他就飛也似的跑走，很怕我虐待他似的。」

媽媽無奈地一直說著，而藍翼在診間角落靜靜地轉著玩具車輪子，事不關己似的。

「他每天就埋在汽車雜誌裡，每一頁都很認真看。每當電視上有汽車廣告，他就目不轉睛，可是除了車子以外，他什麼都不看。我教他畫畫，他怎麼畫都只有汽車，還畫得很像。」

「我上網查過了，他這樣是不是有點像自閉？可是我們家根本沒有這種基因，他怎麼可能自閉？醫生，依你的專業判斷，他到底是不是？」媽媽急切地問著我，臉上的表情就像聆聽宣判的犯人，而我是那個無情的法官。

高社經地位的家長因為資訊方便取得，通常都自己做過功課，但我的經驗告訴我，**做過功課與情緒上可以接受，是兩回事。**

「從這次的評估報告來看，目前確定藍翼的語言與認知都有比較慢，所以他是肯定要做早療的了。」

我先從家長通常比較容易接受的點切入，但該說的還是得說。

「但藍翼眼神不看人，不停重複地排列車子，特別喜歡車子的品牌，又對聲音特別敏感。以現階段看來，他確實有自閉特質噢。」

媽媽彷彿一只被打碎的玻璃魚缸，眼淚迅速地傾洩出來。我從手邊抽出面紙遞給她，媽媽只是垂淚，並不接過面紙，最後我只好把面紙放到旁邊一臉錯愕的爸爸手中。

「那……醫生，他之後會講話嗎？」爸爸的第一個問題。

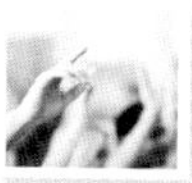

「看復健的情況。藍翼現在才三歲，他的潛力還很無限，你們一定要相信他會進步，趕快積極接受早療。」

坦白說，藍翼報告上的各項能力數值並不好看，三歲了，完全沒有口語表達能力也不是很妙的狀況，之後也沒有口語能力的可能性是滿高的。

「不可能，我的孩子不可能是自閉症！」媽媽霍地站起來，走到診間角落搶走藍翼手上的玩具車，然後一把抱起他。「你不要再轉輪子了！以後再也不准玩車車！」

藍翼在媽媽身上不舒服地扭動，一直想掙脫。爸爸也出面緩頰，「你不要這樣……」

「不然你告訴我孩子為什麼會這樣？不過就是喜歡玩車嗎？這樣就是自閉症嗎？那以後我都不讓他玩車不就好了?!」媽媽對爸爸大吼。

診間的氣氛降到冰點，只剩孩子還發出「啊啊」想掙脫的聲音。接著媽媽彷彿突然發現自己的失態，把藍翼放回地板上，然後無地自容似的衝出了診間。

藍翼又黏回玩具車堆裡，爸爸一直為媽媽的行為向我道歉，我也只能安慰他，

「沒關係，一開始都會很難接受，不過重要的是，之後的早療一定要趕快做。其實以現在的情況，不管他有沒有自閉特質，早療都是一定得做的。」

目送爸爸和藍翼離開診間時，我心裡充滿濃濃的擔憂，很怕不能接受這項診斷的家長會因此延誤了早療的時機。

每當這種時刻，我都會反思：是不是乾脆不要說出自閉症的診斷，讓他們直接去早療就好？

但以我的立場，實在不能這樣做。沒有正確的診斷，後續的療育又要怎麼精準、有效呢？

／

帶著這些無解的思考，過了幾個月，當藍翼再次出現在診間名單上時，我心裡好奇著這次是誰帶他來。

「我聽說你們這裡有團體課可以上，想說帶藍翼來報名。」一身輕裝的媽媽劈頭就說出了她的訴求。

「噢噢，沒問題，我幫你排進去。那現在藍翼有在上其他的課程嗎？」

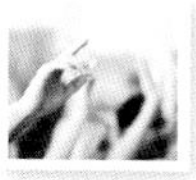

其實所謂的「團體課」就是自閉症的社交訓練課程。但有了上次的經驗，我也不敢說出關鍵字，既然媽媽願意來，我已經覺得非常感動了。

「他現在的幼兒園有每週一次的巡輔老師，然後我會帶他去上感統和語言，還有幼兒律動課。雖然他還是有點失控，不過老師們都說他有慢慢上軌道了。」

藍翼本就是溫馴的孩子，雖然活在自己的世界裡，不過，我相信他在班上不會造成老師太大的困擾。正好我們醫院承接了衛福部的一個外展計畫，可以允許我們到學校去看孩子，我也詢問媽媽有沒有這個需求。

「一般幼兒園老師可能比較少帶這些孩子的經驗，看老師有什麼問題，到時候也可以問。」我解釋。

媽媽答應了，只是仍要我別對老師提起藍翼的自閉症。

於是，我開啟了每學期都會到學校關照一下藍翼的模式，也因此認識了藍翼的幼兒園導師Amy。Amy老師是一位很認真、能幹的女性，縱使一班三十個人，她還是可以把班級管理得服服貼貼，然後撥出時間來，一對一地教導藍翼。

「我會這樣帶他看動物的書。他現在認得貓頭鷹和長頸鹿，會發出一些很相似的聲音，但是要比較熟的人才聽得懂。」Amy老師拿圖卡書給我看。

「如果他對這兩種動物比較感興趣，也可以用這個動物園的圖片讓他找，訓練他的視覺搜尋能力，或者用這兩個動物讓他練習數一二三。」我給了建議。**對於自閉症孩子的教學，常常必須倚重孩子現在特別感興趣的事物，才能誘發他們學習其他事物的興趣。**

心理師也向我回報藍翼母子在團體中的狀況。

他們說，媽媽一開始很有偶像包袱，很難放下身段與孩子玩在一起，但看得出她非常努力，回家功課也都認真完成。到了後期，藍翼和媽媽的互動增加許多，甚至藍翼發出聲音的次數也變多了。

「不過，與他同團體的孩子能力都比較好，你可能在門診要安慰一下媽媽，怕她會覺得很失落。」心理師好意提醒我。

／

就這樣時有進步的驚喜，也時有停滯的失落。慢慢地，藍翼升上大班，終於要畢業了。我到學校去看藍翼班上的畢業舞台劇練習。

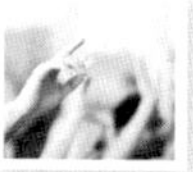

他演一棵蘋果樹。

雖然沒有台詞，但經過了許多次的練習，藍翼終於記得自己在台上不能動，兩隻手得舉得高高的，還有什麼時間要從舞台左邊走到右邊、什麼時候要把手上的蘋果丟到地上等等。

「雖然練習得快瘋了，但是我想讓藍翼上台，他也是我們班的重要學生呀。」Amy老師告訴我。

「謝謝你這三年這麼照顧我們藍翼，他真的進步很多。」我發自內心地對Amy老師說。

經過這三年密集的早療，媽媽帶著上團體課，老師的細心教導，藍翼到了畢業時，已經可以講些簡單的句子，也可以稍微配合班上的指令了。

畢業典禮後，媽媽在門診和我分享了大概有一百張「藍翼蘋果樹」的照片。

「他真的有在聽到蘋果要掉下了的時候，把蘋果丟到地上欸！是不是很厲害！」媽媽興奮地告訴我，我也充滿感動地點點頭。

上小學後，孩子長大的速度飛快，一轉眼，藍翼已經二年級了。

藍翼的爸媽越來越能看見孩子的優點，也不避諱與其他家長分享他們一路療育的過程，給其他家長們打氣。他們最近常常帶藍翼出遊，因為發現旅行可以讓藍翼進步得更快。

「上次從沖繩回來，他就突然會說『鯨鯊』這個詞了喔！」媽媽分享。

而原本以為可能要讀特教班的藍翼更是讓人驚喜連連，現在竟然連造詞、造句都難不倒他。

「而且他現在越來越有創意。那天，老師出了一題造詞，水泥的『泥』，醫生，你猜他造了什麼？」媽媽現在回來門診，已經像是回來探親似的熟悉。

「什麼？」

「他造：『藍寶堅泥』！」

我們全部哄堂大笑，這小子，還是不改他的本色呢。

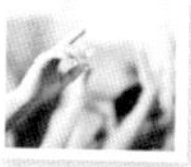

「我從小數學就用背的。」

「我從小數學就用背的。」

——直到上了大學，她才發現自己念數學的方法好像和別人不一樣

「我從小數學就用背的。」眼前這個女生笑著告訴瞠目結舌的我。

「什麼叫做『用背的』？」

「我連簡單的計算都沒辦法。像『8+5=13』，我就是直接記在腦袋裡，或者拆成自己有背過的，比如先『5=2+3』，然後再『8+2+3』這種方法。如果數字太大，我就會記不起來。假如真的用筆算就得花上很多時間，常常還會算錯。

「我媽在我很小的時候，就送我去學功文數學。功文數學就是不斷地重複計算，我就從這當中背起了所有的題目，所以只要學校出到我背過的題目，我就會寫。我小學的時候還覺得自己數學很好呢！因為我很會背，像九九乘法那種東西根本難不倒我。」

「那後來呢？」

「國中之後，要背的題型越來越多，我因為想要考好，所以就買了大量的參考書回家練習。但是隨著題目越來越難，看不懂的題目越來越多，後來遇到沒看過的題目，我就先直接翻詳解，然後再把解法背起來，這樣下次遇到時，我就會算了。所以我每次成績的落差都很大。如果這次的數學題目都有背過，我就可以考我們班第一名。假如很不幸都沒有，我就可能掉到第十名。」

「那你怎麼知道什麼題目要用什麼公式？然後這個公式裡的哪個變數要用哪個數字套？」我忍不住疑問。

「我不知道啊！上了高中之後，題型實在太多變了，還好那時候的考試都是選擇題。我每次都是等試卷一發下來，就把腦袋裡所有的公式寫在考卷的一小角，然後從第一題開始套。有時候題目可以告訴我一些提示，但有的真的看不懂，我就會把所有數字都套進去算算看，看我算出來的答案中，哪個在選項裡，那個可能就是答案。」

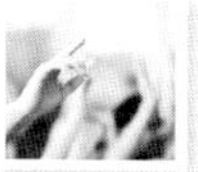

「我從小數學就用背的。」

我震驚極了。「也太辛苦了吧！這樣要花多少時間啊！」

眼前這個笑靨如花的女生，並不是我門診的孩子，而是我同事。她常常接受我從門診轉介的孩子做注意力團體訓練。因為很用心對待每個孩子，每次團體結束後，她總是提供我很多有用的資訊，像孩子在團體中的表現啦、家長的反應等等。

想不到一路就讀第一志願的她，在學習路上，竟然有這麼辛苦的一面。

「國中的時候，其實我也很挫敗啊！明明其他科，我都可以念得很好，為什麼唯獨數學，我就是會輸給班上的同學。我都覺得那是因為我很笨，因為大家都說數學好的人才是真的聰明。

「到高中就更不行了，除了數學以外，物理、化學，我也都遇到同樣的窘境。

我只能去補習，因為補習班老師會把題目整理得很清楚，哪些會考、哪些不會考，我可以照著背就好。」她無辜地搔搔頭，彷彿「數學用背的」是天經地義。

「可是，你那時候為什麼不選社會組？」我提出疑問。

「可能……一方面也是社會期待吧，大家都說念理組比較有出路啊。而且我高中時就知道，我對理組的大學科系比較有興趣。其實那時我也很怕考不好，所以大學指考，我理組的數甲和文組的數乙都有考，結果超離譜的。理論上是數乙比較簡單，但因為我考試前都在背數甲的題目，最後我數甲考了七十幾分，數乙只有三十幾。」她理直氣壯地說。

「什麼？你數甲考得比數乙還高？」我差點把嘴巴裡的水噴出來。

「因為題目有背過就有差啊！對我來說，數學從來不是題目難和簡單的問題，是有沒有背過、背起來的問題。」

聽到這離譜的分數，我算是真的信了，原來真的有人數學是用背的。

「那你的記憶力要很好欸，那麼多東西要背。」

「所以我很辛苦啊，高中時，常常都念到半夜兩、三點，因為要背的東西太多。而且那時候，我不知道自己這樣有什麼奇怪的。是一直到上了大學，和同學

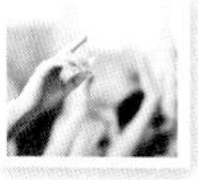

「我從小數學就用背的。」

有比較多的時間討論，才突然發現自己念數學的方法好像和別人不一樣。」

「你這個就是學習疾患中的一種啊！數學疾患很少見欸！」我忍不住職業病上身。「可是你適應得太好了，就算向學校提報特殊生，大概也不會通過，畢竟你靠用背的，數學還可以考七十幾分。」

「學校可以給什麼資源，我是不知道啦。重點是，我上了大學以後，跟我媽說這個狀況，她好像很自責，覺得自己怎麼沒有早點發現，可能就可以怎麼樣幫助我之類的。」

「但是除了特教資源以外，學習疾患好像也沒什麼辦法治療，大部分也是靠重複的練習。」好像和她自己想出來的方法也差不多。

／

我想起在我門診中的學習疾患孩子，「閱讀」和「書寫」疾患比較常見。他們有些人很聰明，說得都頭頭是道，但寫字就是會左右顛倒，b寫成d，中文字的部首錯位，同樣發音的字總是會混淆。有些更誇張的，只是要把字寫進試卷的格子裡，都得花去比一般人多數十倍以上的時間。

閱讀困難的孩子也很多，他們常說字在跳舞、在飛，他們得非常費力地去推理那些字究竟是什麼。

針對這群孩子，目前在醫學上仍沒有找出確切病因，亦無法根治。兒心科醫師只能開出診斷證明書，讓孩子們在學校可以得到特教的幫助。

有些閱讀疾患的孩子，在學校的考試改成由老師幫忙讀題後，成績就有了大幅躍進，證明他們的腦袋確實是聰明的。這些孩子們紛紛帶進步的考試卷來門診與我分享，頗有揚眉吐氣之感。

書寫疾患的孩子，有些學校願意給他們延長考試時間，讓他們可以有更多時間書寫和檢查。甚至我常常覺得考作文時，如果讓他們用打字的來寫文章，應該會更真實地反映他們的能力。

/

「假如讓你選，你會希望自己沒有數學的困難嗎？」我忍不住問眼前的同事，心裡有些自以為是的心疼，心疼她一路的辛苦。

她思考良久，才回答，「當然也不是沒想過。如果我不是這樣，說不定成績會

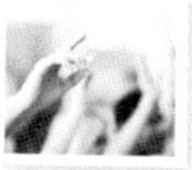

「我從小數學就用背的。」

更好，現在會做不一樣的工作之類的。搞不好我也和你一樣是醫生喔，哈哈哈。」

她瞥了我一眼，接著說下去。

「但可能因為我對現在的生活很滿意吧，所以倒也不覺得一定要去除這個困難。相反地，這好像逼我更努力，如果沒有這個問題，我可能不會這麼拚。**我覺得我很清楚地知道身邊的人很愛我、很想幫助我，像我媽媽，只是我們當時都不明白這是怎麼回事。所以我並不怪她，我知道她就是愛我的。**」

眼前的同事很肯定地說出這些話，散發著一種陽光般的溫暖。

是的，我們努力針對每種疾病尋找治療的方法，但人的能力有限，還是有許多狀況不是醫療或教育足以幫忙的。

其實**最重要的、也最容易被忽略的是：讓孩子足夠相信，無論自己長成什麼樣子，都值得被愛著的呀。**

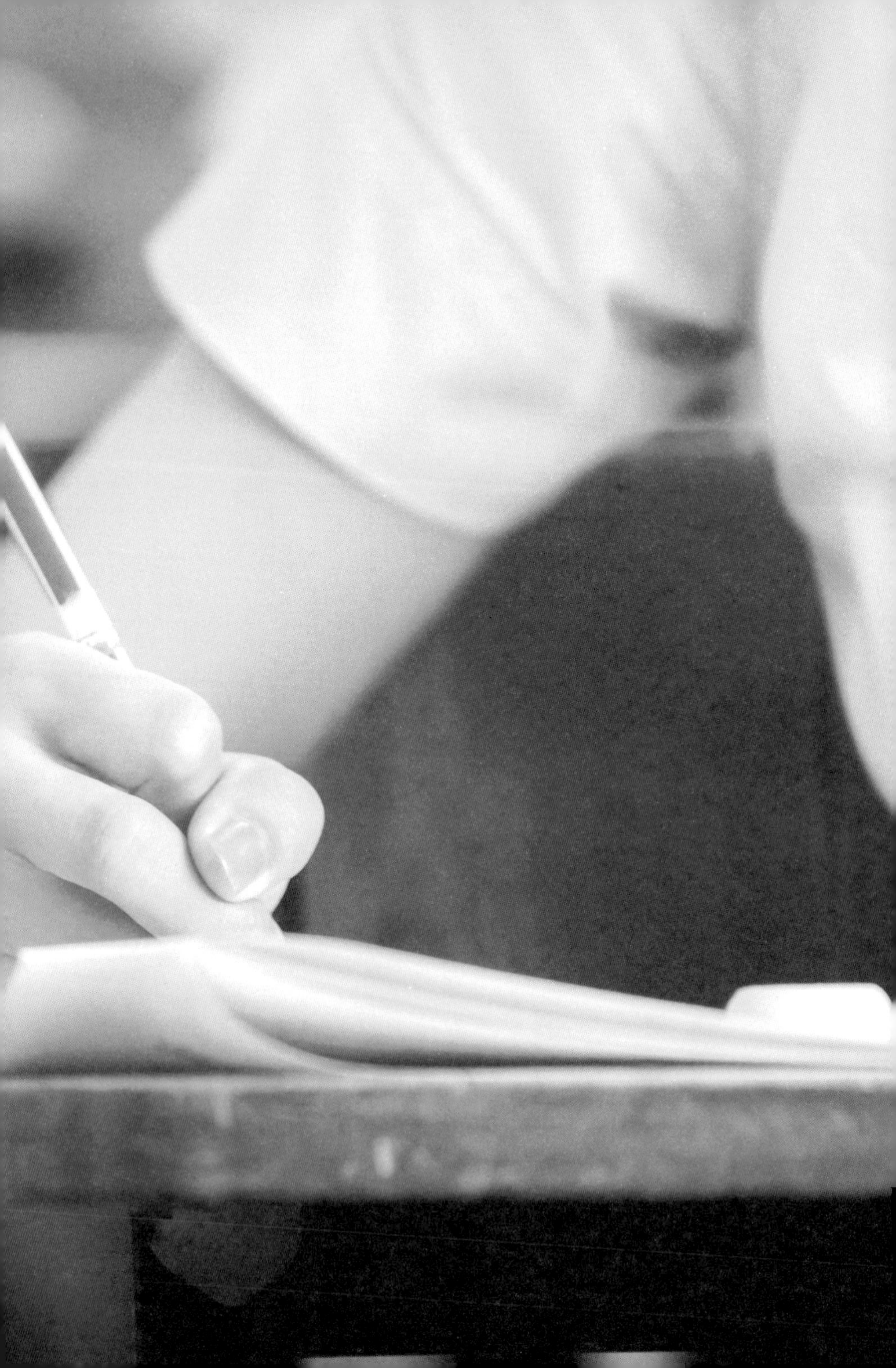

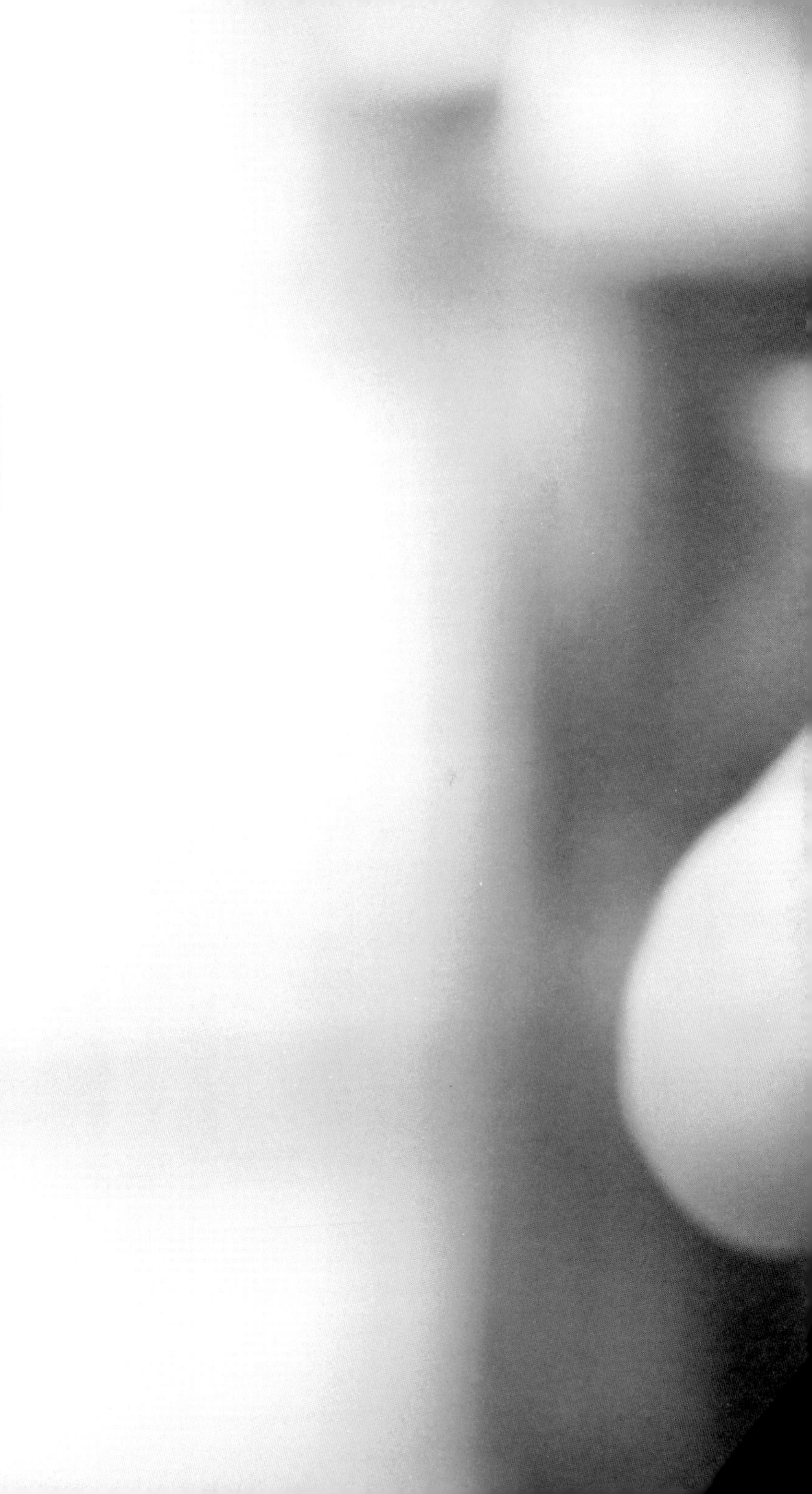

出現在兒童心智科門診的孩子，
只是冰山一角……

有很多需要兒童心智科幫助的孩子，因著各種因素，無法來到診間。可能因為這個科別令人感到陌生而卻步，可能是大家並不知道我們可以幫上孩子什麼忙，可能因為門診很難掛、停車很難停，可能因著更多我無法猜想的原因……

總之，會出現在兒心科門診的孩子，應該只是冰山一角。

幸好，衛生福利部心口司注意到這些不在醫院的孩子們，從民國一〇四年起推動了「心智障礙者精神醫療服務品質改善計畫」，由我所服務的醫院承接執行。

這念來饒舌的計畫內涵是希望兒童青少年精神科醫師、臨床心理師和個案管理師走出診間，走出熟悉的白塔，與其他社區的早療機構、國小，甚至國中合作，走入這些心智障礙孩子們所在的機構或學校，甚至他們位在深山中、田中央或老式三合院的家，直接到這些地方看看可能有情緒行為狀況的孩子們，給予孩子、老師或家長適當的建議。

由於場域不是在醫院，家長們對兒心科醫師的接受度似乎也高了許多。

從成為兒童青少年精神科醫師的第一年開始，初出茅廬的我就接下了這項計畫的負責人。從此，我眼前的風景從熟悉到不行的醫院門診、病房，突然轉入一間間在山野、鄉間的小學校，甚至海邊的早療復健機構。

幾年來，只要雲嘉南地區的機構或學校有需求，我和團隊便會驅車前往當地看孩子。直接在他們生活的地方見面，看見孩子們活潑自在，一副「這是我的地盤」的樣子，與在醫院看診，孩子總是怯生生的樣子，對我來說是很不一樣的經驗。

「有人陪我玩，我好開心。」

——這個五歲男孩，從出生以來，就沒有被大人好好注意過

海線的早療發展中心，就設在這個海邊的村落裡。

我們沿著濱海快速道路行駛，下了交流道後，迎接我們的是堆放在漁塭邊的泥土地上，一落一落如山的白色蚵殼。空氣中滿滿都是海的味道，正午的陽光毫不保留地灑在幾乎要乾裂的土地上，柏油路幾乎都要被蒸發。

我們在早療中心的附近停好車，緩緩走近目的地時，附近的居民們都好奇地探出頭來看我們，幾乎清一色都是著吊嘎、拖鞋的長輩們。

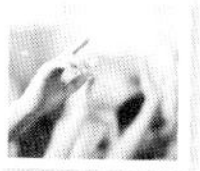

「有人陪我玩，我好開心。」

孩子們的聲音從紗門裡傳出，這棟兩層樓的建築，就是海線發展遲緩孩子們的希望燈塔。

早療組長是個爽朗的大媽，她熱情地向我們介紹孩子們的近況。

「今天要你們看的是青憲，他五歲了，其實沒什麼大問題，就是學得有點慢，上課時常常放空，東西好像都進不去他的腦袋裡。不過他很乖、很貼心，常常都還會幫忙比他小的。」

這裡主要的教室是一間大約十幾坪大的房間，地上鋪著綠色巧拼地墊，上大堂課時，所有大、小孩子們都會在這間教室上課。因此在同一班裡，可以看到才兩歲的幼兒，也可看到像青憲這樣五歲、即將入小學的小哥哥。障礙類別也是五花八門，有癱在輪椅上、無法動彈的腦性麻痺孩子；行動自如、縱橫全場的過動孩子；也有彷彿行星自轉般，上課就自顧自地在班上遊走的自閉症孩子。

青憲真的很乖，剛開始上課的時候，他很認真地盯著老師。

這堂課是按孩子的能力區分，用許多樂器讓所有孩子們練習合奏一首歌，聽說是母親節要表演給家長們看的。

年紀大、能力好的孩子，通常會分配到鑼、鼓或鈴鼓這類，需要較多節奏感的樂器；而年紀較小，或是配合度較不佳的孩子，大概就是沙鈴、手搖鈴這類，可以較為隨性的聲音。

青憲分配到的是小鼓，有一支小小的鼓棒，配合著音樂，**「世上只有媽媽好，有媽的孩子像個寶」**，音樂播到「好」和「寶」的時候，他就得敲一下。

青憲看上去很認真地聽了指令，接著老師播送音樂，他試圖跟上節拍。但每一個節奏點，他總是慢一、兩拍，音樂都進行到下一句了，他才「咚」地一聲敲了他的小鼓。幾次過後，他自己也發現了這個狀況，雖然沒有人苛責他，但他的小鼓越敲越小聲，到最後幾乎聽不見了。

觀察了一堂課後，我們把青憲帶出來，進行一對一評估。

起初，他有些膽怯，但是開始玩顏色配對的遊戲後，只要他正確配對，我們就給予極大的鼓勵，對他說：「你做得很棒喔！」幾次過後，青憲的表情就輕鬆下來，露出開心的笑容，開始很投入地與我們玩認知遊戲。

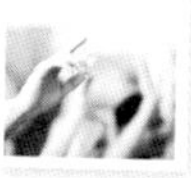

「有人陪我玩，我好開心。」

然而，已是大班年紀的他，卻似乎連顏色和形狀都還不太清楚，時常把紫色聽成橘色，三角形拿成正方形。以認知發展來說，至少有中度以上的遲緩。

在練習的過程中，只要一停下來，他就會以很快的速度進入放空模式。當我們喚：「青憲！」他才會回過神來，然後習慣性地露出一個靦腆的笑容。

結束評估後，我和心理師分別對早療組長說明我們觀察到的青憲。

我認為青憲的素質並不差，因為在一對一的時候，只要好好抓住他的注意力，一堂課的時間，他就多學會三個顏色、四個形狀了。但是在大堂課，很明顯地，他的注意力會更加渙散，而老師們因為忙著帶領其他比他更不受控的孩子，所以很難像一對一的時候，可以幫忙他掌握對課程的注意力。

「他就快上小學了，趕快帶他去評估注意力，看看需不需要服藥。如果專心度上升，至少在上學前可以再加強一下，這樣上小學後才不會完全鴨子聽雷。」

我強調「注意力不足」對青憲的影響十分巨大。我甚至推測，他之所以會發展遲緩，也可能是因為注意力不足，讓他學習總是事倍功半。

組長也很頭痛，說：「我們其實也很擔心，因為他要念的是資源班，平常會與一般班級一起上課，不要說ㄅㄆㄇ了，他連１２３都還不是很會寫。但如果讓他去特教班，又覺得很可惜。」

／

原本以為家長至少會帶青憲去評估，我摩拳擦掌地希望可接續評估的結果，向家長說明用藥的重要性。誰知，下一回到了早療中心，青憲仍是一派恍神，看見我和心理師時，又露出他的招牌靦腆笑容。

「他爸媽完全不想管啦。」組長洩氣地說：「醫生，你不知道吧，青憲其實還有個哥哥，然後是因為這個哥哥，才有青憲的。」

「啊？什麼意思？」

「他哥哥好像在兩歲的時候被診斷出什麼血癌吧，說要做骨髓移植。可是他們家沒有一個人符合的，最後他爸媽就想到，再生一個青憲來捐骨髓。」

想不到小說《姊姊的守護者》的劇情，竟然真實地上演著。

「所以青憲從很小的時候就開始常常去醫院做檢查、抽血。好像也是因為哥哥去做追蹤的時候，他才順便被醫生發現有發展遲緩的。」

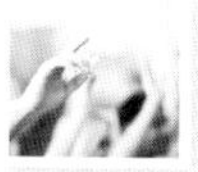

「有人陪我玩，我好開心。」

「可是，爸媽這麼盡心照顧哥哥，怎麼會連帶青憲去做個注意力檢查都不願意呢？」我們十分不解。

「唉，就是差很多啊。他們對哥哥多好，我是不知道，可是幾乎都沒在理青憲的。青憲剛來中心的時候很退縮，根本不會跟人講話。我們用校車送他回到家時，也不會有人出來接他，都要帶他走到家門口，喊了好幾聲，才有人出來把他帶進去。通常都是阿公或阿嬤，平常他們好像也不會和他玩。爸媽應該是根本不想多生青憲，只是為了哥哥才生他。可能又加上他發展遲緩，你知道在鄉下地方，這種的就會被說是『阿達阿達』，所以爸媽把所有心力都放在哥哥身上了吧。」組長的語氣有滿滿無奈。「有時候……怎麼講，我們鄉下的說法，就是這孩子沒有父母緣吧！」

教室裡又傳來「世上只有媽媽好～有媽的孩子像個寶～」，我想到上次青憲那慢半拍的鼓棒，總是無法打在「好」和「寶」的節拍上。

「上次你們走了之後，青憲很高興地告訴我們，有人陪他玩，他好開心。我們很少聽他說過那麼長的句子。」

原來這孩子的注意力不足，是因為大人給他的注意力不足啊。

雖然這次要看的孩子不是他，我們還是撥了點時間，和青憲複習上次教學的東西。他好認真地努力找出我們要的積木顏色，然後一臉期待地放到我們面前。當我們說「哇~你好棒喔！」的時候，他笑瞇了眼。

課程結束後，是早療中心的點心時間，青憲被分配到與兩個比較小的弟弟同桌。當另一個弟弟在哭鬧著打不開袋裝餅乾的時候，青憲默默地把餅乾拿過來。弟弟以為他要搶餅乾，哭得更大聲了，只見青憲輕輕地撕開包裝，然後把餅乾還到那個弟弟手中。

回程的濱海道路上，夕陽跳躍在大塊大塊的漁塭上，整個天地都是溫柔的金黃色。我們飛馳向南，心理師開車。

我想著青憲。

這個帶著溫柔和奉獻出生的孩子，雖然我們很抱歉不能為他的人生帶來戲劇性的轉變，但希望他的溫柔，會帶著他去向更好、更溫暖的未來。

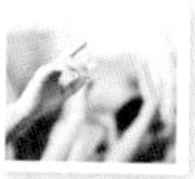

「是不是我太常打他，這孩子才變這樣？」

——教室裡，他坐在孤零零的垃圾桶旁邊，其他同學都離他特別遠

小天是這所鄉下學校裡，小學三年級的學生。

雖說是鄉下學校，但是學校的規模並不算迷你，每個年級大約有兩、三班。這種大小的學校，孩子彼此之間都是認識的。也因為這樣，小天從一、二年級開始就是全校師生都認識的風雲人物，而即使到三年級重新編班，他的名聲也很難擦掉重來。

我的行程安排是先入班觀察小天的上課情形，然後再與老師、小天的家長會談。

抵達三年二班時，孩子一雙雙好奇的眼睛直盯著我們。

「你們是誰？」

「他們是客人啦！」

「客～人～好～」

直到老師進了教室，才安靜下來。

我落座在教室後方。坐在小學生的課椅上，一雙腿有些不知該伸直或曲起，要很努力忍耐才能不動來動去。

我打量著黑板，最右邊有白色粉筆寫著：「**民國×年×月×日　值日生**15、16」。值日生的名字旁邊有個表格，紅色粉筆寫著：「**未交數習：**5、9」、「**未交造句本：**5、11」……

密密麻麻的總共四、五行，而幾乎每一樣缺交，5號都沒有缺席。

黑板的左邊，1到23號都寫在上面，旁邊有著正字記號，像是在累積加分。我看了看，15號加分最多，有三個正；而5號的旁邊寫著2×，雖然不確定，但可以猜得出應該是扣分的意思。

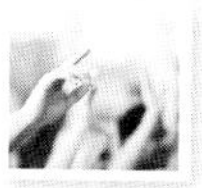

「是不是我太常打他，這孩子才變這樣？」

老師用眼神暗示小天就坐在我的右前方，垃圾桶旁邊。很特別的是，在兩兩同桌的班上，他的旁邊卻沒有同學。別說旁邊沒有，前面和隔壁排的同學，也和他離得特別遠。

皮膚黝黑、眼睛黑亮的小天，孤零零地坐在離黑板最遠的地方，彷彿是離太陽最遠的冥王星，難以接受到光和熱，或許離黑洞更近一些。

／

這堂是數學課，老師拿著課本，邊走邊問問題。「小美比小明多得到十顆糖果，小明有七顆，那小美有幾顆?小美比小明多十顆，要用加的還是減的？」

「加～的～」同學紛紛回答，小天也跟著同學應聲。

「**閉嘴啦，你吵死了！**」壓低聲音的一句，讓人懷疑是不是聽錯了——隔壁排一位身材壯碩的男同學惡狠狠地瞪著小天，不友善地說。

老師正好在教室的前方，背對著同學們，顯然沒有聽見，我卻聽得真切。小天一定也接收到了這赤裸裸的惡意，眼睛驚訝地瞪大，咬著下唇，又委屈又生氣的樣子。但他什麼都沒有說，只默默閉上了嘴，再也不回答老師的任何問題。

接下來，小天望著窗外發呆，鉛筆在手上晃呀晃的，咚的一聲落到地上。老師注意到了，提高聲音說：「小天，你在做什麼？上來解這題！」

小天畏畏縮縮地走到黑板前，拿起白色粉筆，在黑板上戳呀戳的，寫了又擦，擦了又寫，就是寫不出正確的算式和答案。

台下的同學漸漸不耐煩起來。

「你寫錯了啦！吼喲！」

「這麼簡單也不會。」

在一片喝倒采中，最後老師也放棄提示，直接請小天下台，換另一個同學上來解題。小天垂著頭，拖著失望的步伐走回坐位。

「**笨細菌**。」我又聽到這麼一聲，讓人心底發寒。

也不知小天聽見了沒有，整堂課他都低著頭，不發一語。

／

不知過了多久，鐘聲響起，這堂漫長的數學課終於結束了。我趨前向小天的老

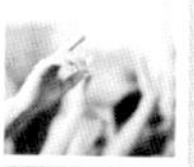

師瞭解他平常的狀況。

「你們也都看到了，小天上課不專心，作業老是遲交。每次希望給他一點信心，要他上台來解題，結果也不知道他是真的不會，還是都沒在聽，常常像今天一樣，就愣在台前。」老師按著太陽穴，一副很頭痛的樣子。

就在這時候，我的眼角餘光瞥到小天坐在位子上，沒有像其他同學三五成群，或是離開教室出去玩。

老師發現我在看小天，開口解釋，「我不准他出去玩，但這是有原因的。他每次只要一high起來，就一定會有人受傷。其實現在班上同學會這樣對他，也其來有自。小二時，有一次小天在掃地時間拿竹掃把揮來揮去，結果他像葉問一樣，一個打十個，足足有七、八個同學的臉被掃把劃傷。那些小女生的家長都要瘋了，每個人都說如果留疤，要小天負責。這件事鬧得很大，學校花了很多力氣安撫其他家長，才讓他可以繼續留在學校。

「升上三年級之後，原本我希望讓他的人際關係改善一點，便鼓勵他多和同學玩。誰知道開學沒一個禮拜，又有同學被他用躲避球打傷眼睛。

「他出手無法控制力道，事後道歉，人家也未必接受。一旦吃過他的虧，家長也會警告自己的小孩不要和他玩。最後，我只好禁止他出去，至少他人在班上，我還看得到，不會出什麼狀況。」

「上課不專心、忘東忘西、衝動控制不好，他的症狀很明顯是注意力不足過動症，之前都沒有就醫過嗎？」我詢問。

「他爸不接受，說我們給孩子貼標籤。每次反映他的狀況，他爸就很生氣，說我們不夠耐心教導他的孩子，有時還故意掛掉我們的電話，久而久之，我們也不想說了。」老師無奈地答道。

「那媽媽呢？」

「媽媽是越南人，根本沒辦法做主。」

／

我們邊走邊聊，不知不覺到了輔導室，小天的家長已經在裡面等著了，輔導主任為我們彼此介紹。

天爸理著平頭，看上去是個老實的做事人，雖然第一眼看起來有點凶狠的江湖味，但是在聊了幾句之後，他露出靦腆的微笑，突然有種樸實的可愛。天媽長相清秀，中文不太流利，有些口音，她湊在天爸的身側，靜靜聽著我們的討論。

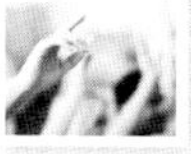

「醫生，我不是不相信你的專業，只是我對小天的狀況，有自己的想法。」

聽我說完上課的觀察之後，天爸嘆了口氣，說。

「之前我在越南工作時，小天也在那裡讀幼兒園，那時候，他和那邊的小孩都相處得很好。結果回來台灣以後，同學笑他講話有口音，還笑他媽媽是越南的。小孩子被笑一定會生氣，就會想要反擊，他小一、小二時就常常對人家動手……我們也不是沒去道歉，那個說要告我們的女生，我還帶小天拿著禮物去她家，結果她爸媽連家門都不讓我們進去，說什麼他們的女兒只要看到我們小天就會害怕。這種家長，連我看到都火大。」天爸越講越氣憤。

「難怪小天現在的人際關係會這樣。」聽起來，真是各方面都對小天很不利。

「小天說他在學校都沒朋友，我去家樂福買那種大袋的餅乾，要他帶去分同學吃。結果咧，餅乾吃完了，朋友還是一個都沒有。我後來就跟小天說，這種只會吃你餅乾的朋友，不是真心的朋友！」爸爸感到挫敗，同時也十分生氣。

「爸爸，我知道小天的人際問題讓你覺得很挫敗，那他的學習和功課有沒有讓你擔心的地方呢？」我問。

「他真的不會讀書啦，每次功課都寫不完，從安親班回家以後，都還要我盯著他寫。他媽媽又沒辦法教他。我下班都很晚，看他滿篇錯字，有時真的忍不住會修理他……是不是我太常打他，他才會變這樣？」爸爸滿臉懊悔。

「爸爸，其實你和小天都不想這樣。他不想一直拖功課，讓你生氣；你也不想下班了還要盯他功課，最後還得修理他。」這幾乎是所有注意力不足過動症父母共同的心聲。

聞言，爸爸眼睛泛著淚光。「其實我也知道他可能需要看醫生，可是我真的好怕帶他去看醫生，就好像他真的有病，又要被貼一個標籤，以後人生會不會就完蛋了……」

新住民媽媽、越南口音、上課不乖、會打人，**爸爸拚了命地想撕掉小天身上的標籤，標籤卻越來越多，讓這對父子越來越疲憊，也越來越想放棄。**

「其實你很想幫小天，只是你一直都是用你的方法。試這麼久了，這次要不要換一條路走走看？」我建議。

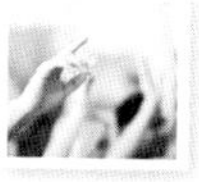

小天開始服藥之後，我請他回診時，帶聯絡簿過來。

「醫生阿姨，聯絡簿給你！」

「哇！你很棒欸，有記得我要你帶聯絡簿欸！」

小天露出潔白的牙齒笑了。

我翻著聯絡簿——小天的字變整齊了，作業缺交的情形明顯變少，老師也不再常常在聯絡簿上留滿篇紅字。這次月考，他甚至拿了進步獎。

天爸摸著自己的平頭，說：「最近他的功課都很快寫完，所以我們週末也可以出去玩了。小天，我們上禮拜去哪裡？」

「露營！」小天興奮地分享著搭帳篷的過程、營地旁邊的小溪裡面有魚等等。

「雖然他現在在班上還是沒有好朋友，不過，一起去露營的孩子倒是可以玩在一起了。現在小天每天都很期待下次露營。」爸爸欣慰地表示。

我合上聯絡簿，看見封面寫著「5號」。我想像著，現在黑板上的5號，應該有很多正字了吧。

你可能以為……

「我的孩子，當然我最瞭解。」

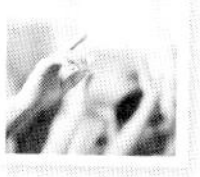

「我希望變得更聰明，以後賺大錢，蓋一間大房子。」

「我希望變得更聰明，以後賺大錢，蓋一間大房子。」

——作業缺交、衝突受傷……幾乎每兩、三天，他的聯絡簿上就會有紅字

又到芒果成熟的季節了，一邊吃著香甜多汁的芒果，一邊不自覺想起那些偏鄉的孩子來。

那間偏鄉的幼兒園之所以和我們搭上線，是某次我在學校以「兒童、青少年常見的心理問題」做演講時，園長也有參加。我在台上口沫橫飛地一講就是兩個小時，之後很快便接到園長的來信。

謝醫師，您好：

我是××幼兒園的園長。我們幼兒園位在偏遠的楠西鄉，園方一向很支持特教的孩子，但每次好不容易勸說家長帶孩子去醫院評估，每每因為路途遙遠而不了了之。今天聽了您的演講，讓我又重燃希望，希望我們可以透過計畫的合作，幫助更多孩子。

說真的，收到此信時，我心中十分驚訝又感動。楠西鄉位在舊台南縣，與比較廣為人知的玉井鄉比鄰，是內政部所列全台偏遠地區之一。這樣一個地方，竟然有人對兒少的心理健康如此重視，真的很激勵我們。

園長甚至已經統計了他們園內可能需要我們協助的孩子和年齡層。雖然是幼兒園，但因也附設安親班，所以孩子的年紀一路從幼兒園到高中都有。

我們經過討論之後，開始進行合作。園長先將願意就醫的個案轉到門診來，而對於就醫還有疑慮的家長，便由我們團隊赴幼兒園進行觀察，同時對家長進行說明釋疑。

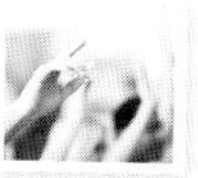

「我希望變得更聰明，以後賺大錢，蓋一間大房子。」

第一次驅車前往楠西，我和個案管理師奔馳在東西向快速道路上，眼前突然出現一個圓形障礙物，我嚇了一大跳，立刻變換車道，幸好險險閃過。

「那是一顆鳳梨！」個管師驚呼出聲。我們面面相覷，知道自己即將抵達很不一樣的地方。

這裡群山環繞，天氣好得出奇，清澈的藍天和白潔的雲朵，遠方傳來孩子嬉笑的聲音。我們停好車後，往幼兒園信步走去。

／

阿漢是一個小四的男生，眼神十分靈動，玩起戰鬥陀螺非常厲害，所有孩子都圍著他，儼然是安親班的孩子王。但是園長表示，阿漢在學校不太受歡迎，因為下課時和同學玩陀螺，他輸了就大發脾氣，若講不贏對方，他還會動手搶別人的陀螺，然後摔在地上。

「陀螺壞了，對方的爸媽當然就找阿漢賠，但是他們家沒什麼錢，阿漢回家後根本也不敢說，就自己偷偷去拿同學放在書包裡的錢，再買陀螺還同學。他媽媽是越南人，爸爸在高雄的工地做工，常常一、兩個禮拜才回來一次。類似的事情，從阿漢念小一時就一直斷斷續續地發生，反正沒有一個學期沒事的。」

園長傷透腦筋。

阿漢在安親班看起來倒是比較安分，或許是因為園長亦師亦母地帶著他。

「有好幾次他在學校出了事，老師打電話給媽媽，但媽媽真的也不知道怎麼處理，託我一起去。我帶著阿漢去向同學道歉，然後借他錢買陀螺還給同學，等爸爸回來，再一起帶著阿漢來還錢。他爸爸是個老實人，但是對這方面完全不瞭解，也不覺得阿漢有什麼狀況，一直說他小時候都沒這些問題。其實從阿漢在我們這裡讀幼兒園的時候，我就特別注意他了。他非常好動，根本靜不下來。可是他很厲害，就算坐不住，還是可以學會所有的注音符號，很聰明。」

園長聊起園裡的孩子們，每一個都像自己的小孩一樣，對他們從小到大的情況瞭若指掌。

「我們這裡就兩間幼兒園，上小學後，我們又有安親班，所以幾乎所有楠西的孩子，我都認識。」

經過阿漢同意後，我翻看他的聯絡簿和作業本。聯絡簿可以提供很多資訊：孩子的書寫情況、作業和物品有沒有忘記帶、在校發生事情的頻率，考試成績也可

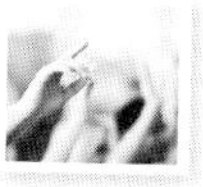

「我希望變得更聰明，以後賺大錢，蓋一間大房子。」

以一目瞭然。

「今天又帶玩具來學校，上課的時候拿出來玩」、「作業缺交」、「下課和××同學衝突，推擠後跌倒，手肘受傷，已在保健室處理」，幾乎每兩、三天，阿漢的聯絡簿上就會有紅字。

接著，翻看他的作業本。我特別喜歡看孩子的造句或小作文，因為有時可以一窺他們的心思。

「一……就……」：老師一發考試卷，我就哭了，因為考不好。

「雖然……但是……」：爸爸雖然很凶，但是會買陀螺給我。

「我希望」：我希望我可以變得更聰明，以後賺大錢，蓋一間大房子。

阿漢的情形，看起來很明顯是注意力不足過動症。

我們來的這天，爸爸無法請假從高雄回楠西。園長拚命打電話給阿漢的媽媽，媽媽卻語焉不詳地說田裡很忙，不能來。

等我們與其他預約的家長都諮詢完畢後，園長和我討論著該怎麼辦。

「謝醫師，真的很對不起，明明昨天還說好阿漢的媽媽會過來的。」園長拚命道歉。「如果阿漢真的需要，我會努力說服他們去就醫的。」

我還是第一次遇到這種狀況，想了想，我說：「這樣好了，我寫張字條給阿漢的爸媽，讓他們知道我來過，也看過孩子了。」

阿漢爸媽，您們好：

我是謝醫師。很謝謝您們今天同意我來看阿漢。根據我的評估，阿漢十分聰明，但是注意力不集中，衝動性高，可能導致阿漢有許多情緒與學習問題。如果您們願意，請帶阿漢來醫院接受仔細的評估，可能會對他有幫助。

我抱著姑且一試的心態，把紙條交給園長。

我們臨走前，園長抱來一箱芒果。

「這是我們這邊的特產。我們楠西的芒果吃起來就是有股特殊的香氣。這還沒熟喔！大概再放個幾天才最好吃！」園長告訴我。

知道這是她深厚的心意，我便收下了。

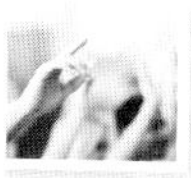

「我希望變得更聰明，以後賺大錢，蓋一間大房子。」

下週夜診時，沒想到，阿漢和爸媽出現了。

「這個醫生那天有來安親班看我欸！」阿漢一進診間，就興奮地向爸媽介紹我。

「醫生，金歹勢，那天我有工作沒辦法請假，啊他媽媽那天又很忙，害你跑一趟。」阿漢的爸爸晒得黝黑，外表粗豪，卻十分客氣，有種鄉下人的土直感。

「沒關係！也麻煩你們跑一趟這麼遠。」

我對他們詳細解釋那天看見的阿漢的情形，還有我擔心，注意力可能會影響阿漢的學習、人際等等。

最後，我為阿漢排了測驗。

「不好意思，可能至少要再麻煩你們來兩趟。如果測驗結果出來，真的是注意力不集中，可以吃藥改善。我會幫你們轉診到離你們近一點的診所，這樣你們比較方便拿藥。」

知道路途遙遠，我們特意找了離楠西近一些的家醫科診所合作，在我們這裡評估過後的孩子，未來可以轉診到那邊進行固定追蹤，放寒、暑假時，再回來由我們評估。

「沒要緊啦！我只有阿漢這個孩子，如果可以讓他進步，攏沒要緊。」爸爸表示。

阿漢的測驗結果，顯示他的智商挺高，然而，注意力不足和衝動的指標，也同樣高得嚇死人。我向阿漢的爸媽解釋這份報告，調整好藥物劑量後，將阿漢轉診到家醫科診所，持續追蹤。

／

後來我們又前往楠西服務其他的孩子時，園長告訴我，「阿漢現在真的進步得嚇死人，本來拿進步獎，現在都拿前三名了欸！上次他們班有同學打架，他不但沒加入，還冷靜地去報告老師。連老師都對他刮目相看，說他現在是他們班的模範生。」

園長繼續欣喜地說：「他媽媽本來有點排斥用藥，發現真的有效後，現在都天天提醒他要吃藥了。爸爸也說要向你說謝謝。」

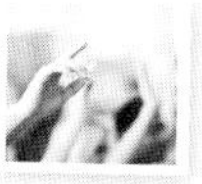

「我希望變得更聰明，以後賺大錢，蓋一間大房子。」

園長的語調更飛揚了。

「我們這裡有好幾位家長，因為看到阿漢進步很多，都在問阿漢的媽媽，他們是怎麼辦到的。」

在偏鄉推動兒少精神醫療，自然十分困難，一開始被家長放鴿子的比例很高，但**堅持下去，卻有著意想不到的收穫。**

阿漢成了我們的活招牌，那之後有好一陣子，陸陸續續地，有楠西的家長主動帶孩子前來醫院就診，雖然每個孩子的情況不一，但確實也讓好些孩子的問題被及早發現，協助資源能及早介入。

下班後，我看著冰箱裡已然熟透的芒果，忍不住切一顆來品嘗。一口咬下那香甜的橙黃，連鼻腔都盡是芒果香氣。

偏鄉的果實，果然值得耐心等待。

「我自己是老師，結果連自己的孩子都教不好……」

——兩歲多女兒的自閉症狀，讓媽媽挫折自責，怎想到那竟是一種罕見病

遇見蕾蕾時，她兩歲多，當時被診斷為自閉症的她，在語言認知與其他各方面的發展都明顯遲緩，於是到了早療機構，接受每週兩次的認知及語言治療。

「兩歲四個月女生，自閉症，目前接受療育六個月。媽媽主訴本來會叫爸爸、媽媽，在接受療育後，反而退步了，現在幾乎沒有口語。」

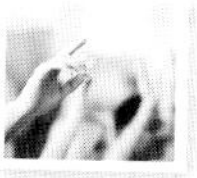

「我自己是老師，結果連自己的孩子都教不好⋯⋯」

給我們的轉介單上這樣寫著，早療機構似乎也對蕾蕾的退步感到挫折，不知該如何對家長交代。

一般來說，發展遲緩的孩子在接受早期療育後，無論或快或慢，總是會有些進步。因此，機構也覺得蕾蕾的情形和其他孩子不大一樣，請我們針對她的療育計畫給些建議。

這間早療機構與我們配合已久，我很清楚他們是相當認真在替孩子們進行個別化的療育，因此看到轉介單上這樣寫，我也有些擔心，很快就安排了時間，去機構看蕾蕾。

／

這所早療機構是與幼兒園連在一起的，小班的孩子們正好下課，一堆孩子歡笑著奔跑到遊戲場上，開始蹬階梯、爬繩索、溜滑梯，十分熱鬧。

機構的社工是個笑容滿面的年輕女生，讓人感覺十分親切，因為幾乎每個月都見面，我們已十分熟稔。寒暄了幾句，正打算到樓上的早療教室時，蕾蕾剛好就進了大門。

蕾蕾由媽媽牽著。媽媽的打扮簡約而舒服，蕾蕾則穿著粉紅色蕾絲小洋裝，頭髮在陽光下發出耀眼的金黃色，大大的眼睛搭配她白皙的皮膚，看上去十分可愛。但是，由媽媽牽著的她，很明顯地腳步較為不穩，已經兩歲多了，卻還是像一歲的孩子一樣大著步伐，搖搖晃晃地前進。對比後方在遊戲場上奔馳的孩子們，蕾蕾看上去吃力許多。

我們一行人陪著蕾蕾上樓，到了她熟悉的早療教室裡，蕾蕾直接就開始上課了。社工向媽媽介紹我和個案管理師，接著我們坐在地板上，一邊和媽媽談著她的擔心，一邊觀察蕾蕾在早療課程中的表現。

「其實蕾蕾很小的時候，我就覺得她有點怪怪的，因為她和姊姊的發展情況差太多了。姊姊在一歲多的時候就會叫爸爸、媽媽，很愛跟我們撒嬌。蕾蕾也是在差不多一歲半的時候會叫我們，可是叫了幾個星期之後，就突然都不叫了。」

媽媽表示。

「然後，本來已經都可以放手讓她自己走，可是後來就沒再進步過。就像你剛剛看到的，上下樓梯時還是得牽著她，不然很容易會跌倒。所以我趕快帶蕾蕾去看醫生，評估完說是自閉。那能怎麼辦呢？當然要趕快治療啊！所以我辭了工

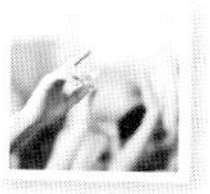

「我自己是老師，結果連自己的孩子都教不好……」

作，專心帶她來上課。除了在這裡，我們還有去醫院上語言課、診所上職能治療。在家裡的時候，我也很認真地教蕾蕾認知和語言。」

「媽媽，你本來是做什麼的呢？」聽媽媽說辭了工作，我問。

「啊……我自己也是幼教老師，結果連自己的孩子都教不好，到現在她還是不會說話。」

媽媽的語氣中有著滿滿的自責，讓人好不心疼。

在軟墊上和早療老師上課的蕾蕾，正拿黏黏球對著牆壁丟，但因為手部的精細動作不佳，她似乎一直很難學會在什麼時機放開手中的球，以至於球一直在她手中，扔不出去。

在老師溫柔的鼓勵之下，蕾蕾嘗試了一次又一次都不成功，她挫折地看向媽媽這邊，媽媽給了她一個溫暖微笑後，蕾蕾又繼續嘗試著。

這種母女間的短短互動，其實是自閉症孩子身上較為少見的——如果蕾蕾不是自閉症……忽然間，我想到了另一種我在受訓期間學到的罕見病症。

蕾蕾終於成功地丟出了黏黏球，老師開心地拍拍手，對她說：「好～棒～」也要蕾蕾學著拍手和說好棒。

蕾蕾不理老師，往旁邊跑開，過程中，雙手不斷絞扭著，接著頭往後揚，好像在往上看的樣子。

——這下子，我心中真的敲了警鐘，腦海中浮現我在另一所醫院受訓的那一年，曾每個月到「雷特氏特別門診」看診，在那裡看到了來自全台的「雷特氏孩子」。

「雷特氏症」是一種罕見疾病，全台目前確診的僅有八十名。好發於女孩。幼兒早期的症狀很像自閉症，因此常常被混淆。

特別之處是，雷特氏孩子一開始的發展常常還可以跟上同儕，但在兩歲過後，孩子的發展卻不斷退化下去，還會伴隨一些手部不斷互相摩擦、絞扭或拍手的動作。而脖子後方的肌肉也因為張力較為不足，常常會出現向後仰的動作。

由於這是一種神經退化疾病，雷特氏孩子在十歲過後會逐漸失去運動功能，必須坐輪椅或臥床，其他症狀包括腸胃失調、睡眠障礙、脊椎側彎，甚至出現癲癇的狀況。最終，往往因呼吸困難而猝死……是一種令人心痛的疾病。

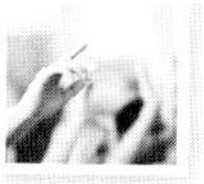

眼前蕾蕾反覆搓手的樣子，讓我連結到過去所見的那些雷特氏孩子們。我開始更仔細地追問媽媽，蕾蕾這一年來的狀況。

「媽媽，她常常出現這樣搓手的樣子嗎？」我模仿著蕾蕾的動作。

「對啊，這幾個月以來，好像常常看到。起先我以為她是開心的時候才這樣，後來發現她有時沒事也這樣搓搓搓。不過，這幾個月來，她和我的互動倒是有進步，你看，她又在看我了。現在她的眼神接觸也比以前多，但就是不知道為何無法有口語表達。我在想，是不是應該幫她排更多課。」媽媽絮絮叨叨，反映出心裡的著急。

釐清蕾蕾最近的病程之後，我也與蕾蕾互動了一會，確實如媽媽所說，蕾蕾現在的自閉症狀變得不明顯了，反而是這些重複性的手部動作在我眼中格外刺眼。儘管心中千百個不希望蕾蕾是雷特氏症，我還是艱難地開了口。

「那個，媽媽，你有聽過雷特氏症嗎？」

幾個月後，門診護理師對我說，外面有位媽媽沒掛號，但是想進來和我談一談。

「她說是你之前在早療機構看的小孩。」護理師表示。

門一開，是蕾蕾的媽媽，她笑著和我打招呼，親切地坐了下來。

「謝醫師，你穿上白袍，看起來就很像醫師了呢。」她先這樣打趣地對我說。

我不穿白袍時，常常被誤認成大學生。

「那天你那樣講，我心裡半信半疑。不過，你說得有道理，我想不管怎麼樣，去檢驗一下還是比較心安，而且這與蕾蕾之後的療育方向很有關係。所以我後來聽你的話，帶蕾蕾去了雷特氏特別門診，檢驗結果……是陽性。」

媽媽一鼓作氣地說完這些，眼睛望著地板，似乎一動，眼淚就會掉下來，空氣中滿溢著鼻酸。

我輕輕地嘆了口氣。「真的很——」

我那句遺憾還來不及說出口，媽媽打斷了我。

「不過，我今天是來向你道謝的。」

媽媽偷偷擦掉眼角的淚光，抬起頭來，笑著對我說。

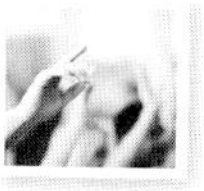

「我自己是老師，結果連自己的孩子都教不好……」

「還好你發現了這個狀況，不然我之前一直逼著蕾蕾上更多課，她越上越退步，我就更著急，甚至有時候還會忍不住打她、罵她。現在就像你說的，我們的療育方向完全改變了，**我變得只希望她開開心心地成長就好**。我們加入了雷特氏病友會，他們提供我很多有用的資源和經驗，也可以更快知道現在有什麼新藥在研發中。」

「嗯，雖然我不是學小兒神經科的，這方面我不是那麼瞭解，不過，雷特氏症的病因已經越來越清楚了，希望新藥可以很快出現。」

「這一路走來，心情的轉折實在有點大，不過，我還是要很慎重地對你說……」

媽媽認真地看著我。

「還好有遇到你，謝謝。」

收到這樣的道謝，目送媽媽出門，兒心科醫師心裡像攪和了千萬種滋味，久久難散。

「我太自私了，只顧自己難過，忽略了孩子的感受……」

——媽媽過世後，爸爸也縮入自己的世界，孩子變得更暴躁易怒、更不安

這所與我們合作的特教學校，需要開車在高速公路上飛馳一個多小時，再駛過兩旁都是稻田的省道之後，才能抵達，我們每兩週前往服務一次。

一進學校，眼中的畫面有：因嚴重脊椎側彎，老師為他準備瑜伽墊，只能躺在地上上課的孩子；全校防災演習時，完全不知在做什麼的孩子們被帶到操場上，愉快地追起蝴蝶，遠方有供馬術治療的馬匹在吃草；自閉症大孩子上完體育課，龐大的身軀窩在溜滑梯上，就不動了，老師怎麼要求他進教室，他都不理，那副

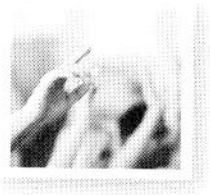

模樣，著實像尊不動如山的彌勒佛。

我們第一次入班觀察，是為了一名高二的男生，老師說他不知為何常常發脾氣。那堂課是手工訓練，學生們要把一落落金紙塞進包裝紙裡。我和心理師、社工師一行人躡手躡腳地走進教室後方，尋了三張板凳坐下，要觀察的孩子就在我們正前方。

課一開始，這個名為小璧的大男孩認真做著手上的工作，卻因為精細動作不佳，金紙沒有對齊，動作不太順利。十幾分鐘過去，他開始焦躁地揉眼睛、跺地、敲桌。最後，他憤怒地把金紙往空中一撒，滿天飛舞的金紙像雪花般片片翻飛。

老師語氣堅定地要小璧把金紙撿回來放好，他僵了好一會，終於起身去撿，但就在將要撿起時，眼角餘光瞥見了我們這群陌生人，不喜陌生事物的他再次將金紙撒開了。老師提高聲音規勸，於是他脫下鞋子，朝我們扔來。

「啪！」我們動作靈便地閃躲，鞋子扔到了教室的側櫃門上。

老師抓著他的手，陪他冷靜了好一會。接著，小璧垂頭喪氣地把鞋子和金紙都撿回，也差不多到了下課時間。

我們向老師瞭解小璧平時上課的情形，原來我們並不是第一個被扔東西的人。「他一旦發起脾氣來，不只鞋子，連桌子、椅子都可以掀。」老師挽起袖子，露出被指甲抓傷的傷口。「這是家常便飯，總是得阻止他，不然傷到其他同學就糟了。」

小璧的口語表達能力遲緩，雖能簡短地說幾個單字，但也常詞不達意。他能表達情緒的方法有限，所以在需要幫忙時，沒有辦法適時地求助，等到老師發現他不對勁時，常常已是他的脾氣一發不可收拾的時候。此外，他有許多重複性動作、不喜歡突然的改變等等，都是自閉症典型的症狀。

或許因為台灣兒童心智科醫師太少，偶爾會見到年紀比較大的自閉症孩子在小時候並未被診斷，只被當成一般智能障礙送進特教學校，也因為這樣，老師對於他們的自閉症狀瞭解也不多。小璧就是其中一個。

我拿著金紙和紙袋研究了好一會，建議老師，包裝金紙的流程可以有一些輔具，例如先將金紙放進小籃子裡，對齊後再拿出，這樣就比較容易塞進紙袋裡。

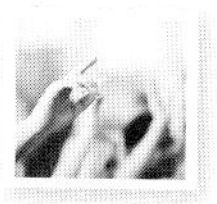

「我太自私了，只顧自己難過，忽略了孩子的感受……」

老師也欣然接受了這個建議。

兩週後，小璧的老師告知我們，小璧上金紙包裝課的狀況進步了，但在其他課程，他還是很容易發脾氣。

小璧的「點」太多，有的實在很難觀察，更別提預防了。我建議還是就醫吧，自閉症現在已經有很好的藥物可以幫助他控制情緒，如果他的情緒較為穩定，高中畢業後，或許可以在庇護性的工場工作。但如果情緒不夠穩定，以後很可能就沒有地方可以讓他待著。

「爸爸很排斥精神科，好像和他過世的媽媽有關。」老師告訴我們。

我們希望約爸爸到學校來，當面向他說明我們的治療計畫，但爸爸怎麼都不願意。

最後，只好派出個案管理師和校方人員一起去進行家訪。好說歹說，小璧的爸爸終於願意到學校開個案討論會。

個管師在家訪之後，轉告我當天的情形。為了配合學校的時間，她當天早上六點就出發，回來之後簡直累癱了。

「他們家是那種很古老的三合院。爸爸的工作還滿穩定的，是政府機關大樓的管理員。看到我們，他也很客氣，還泡茶給我們喝。」

「那怎麼會那麼難溝通呢？」我問。

「對啊，我也想不通。看到家裡的家具也都被小璧摔得亂七八糟，我苦勸爸爸帶孩子就醫，但他很矛盾，一方面好像有難言之隱，看到我們去時又好像很感動。總之，最後他終於答應到學校開個案討論會。剩下的就交給你了。」

筋疲力竭的個管師以交棒的姿態對我說。

「對了，他們家只有媽媽的照片放得很整齊，就擺在電視旁邊。」她忽然想到什麼似的補充。

／

個案討論會那天，我們在學校的會議室排排坐下，小璧的導師、輔導老師與各

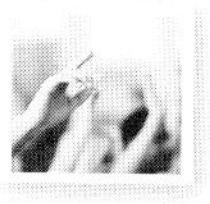

「我太自私了，只顧自己難過，忽略了孩子的感受……」

科老師都到了。

主持會議的輔導主任向我們介紹，「這位是小璧的爸爸。」

一位公務員模樣的中年男子站起身來向我們鞠躬問好，黑髮中夾雜了不少白髮，使他看上去頗為滄桑。

我說明了上次入班觀察的發現，以及為何建議小璧服藥，而當接下來與爸爸釐清不願意帶孩子就醫的原因時，一個四、五十歲的男人竟聲淚俱下。

「小璧的媽有躁鬱症，一直都有吃藥控制，但前年得了乳癌，治療沒多久就走了。我一直不想對孩子提這件事，也不曉得他到底懂不懂。可是自從媽媽離開後，他好像也知道什麼，脾氣變得越來越差，我想，或許他也是想媽媽……

「我不曉得是不是和精神科的藥有關係，不然怎麼會年紀輕輕就得癌症……

「我也明白這樣下去不是辦法，擔心小璧從這邊畢業後，沒有地方去。**我老了以後，他怎麼辦？**」

會議室的氣氛有些哀慟，卻也有種釋放的氛圍。小璧的爸爸在妻子過世後，很少和別人談起這段傷心往事，每天埋首管理員的工作，逃避與孩子互動。有時孩子發脾氣，家裡的所有東西任他砸爛、摔壞，爸爸也無力阻止，或許在爸爸心中，滿目瘡痍的不只是家具，而是心吧。

讓爸爸把這些心事說開後，待他擦乾了眼淚，我再次說明可能的醫療計畫：因著孩子過去的癲癇史，考慮安排做腦波檢查；爸爸覺得孩子可能有頭痛和牙痛的問題，只是困於口語能力有限，無法表達，我告知我們會幫助小璧掛號、處理；待這些身體檢查告一段落，再考慮讓孩子服藥，協助情緒的控制。

「或許就像爸爸說的，小璧也察覺到媽媽不見了，所以心裡很不安。**他很需要你的陪伴，只是說不出來。**」我對爸爸說。

「這兩年我太自私了，只顧著自己難過，忽略了他的感受……」爸爸流淚道。

會議結束，爸爸對我們及校方人員，真摯而簡短地說了聲，「謝謝。」

幾個月後，我們又在學校操場上看到小璧。他平穩地騎著腳踏車，陽光灑在他的臉上，他繞著操場，一圈又一圈。

老師說，他在服藥後，脾氣好多了，幾乎沒再動手摔過東西或打過人。校方正努力協助他進行職能訓練，爸爸也重新開始與孩子互動，並且請老師向我們轉達感謝。

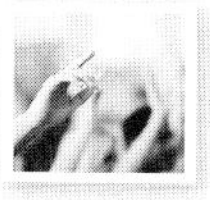

「我太自私了，只顧自己難過，忽略了孩子的感受……」

操場邊緣，一小片波斯菊盛開，另一班的孩子們在花叢裡笑著，排排站著等老師幫他們照相。

這次我們要看的孩子是個小四生，因不明原因而頭頂禿了一塊，正繞著校園跑跑跳跳。我們向小壁的老師道過再見，轉身準備走近下一個孩子。

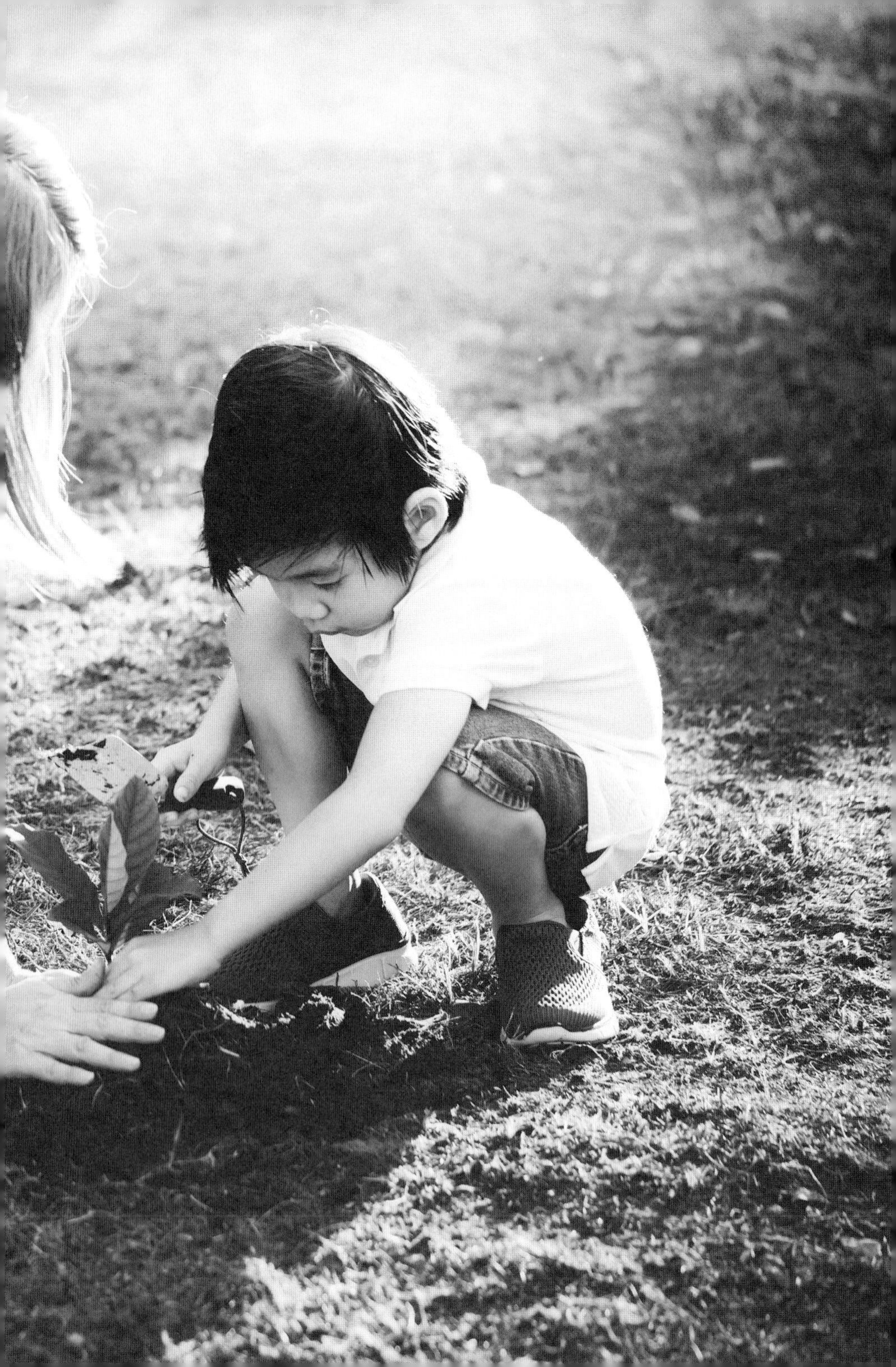

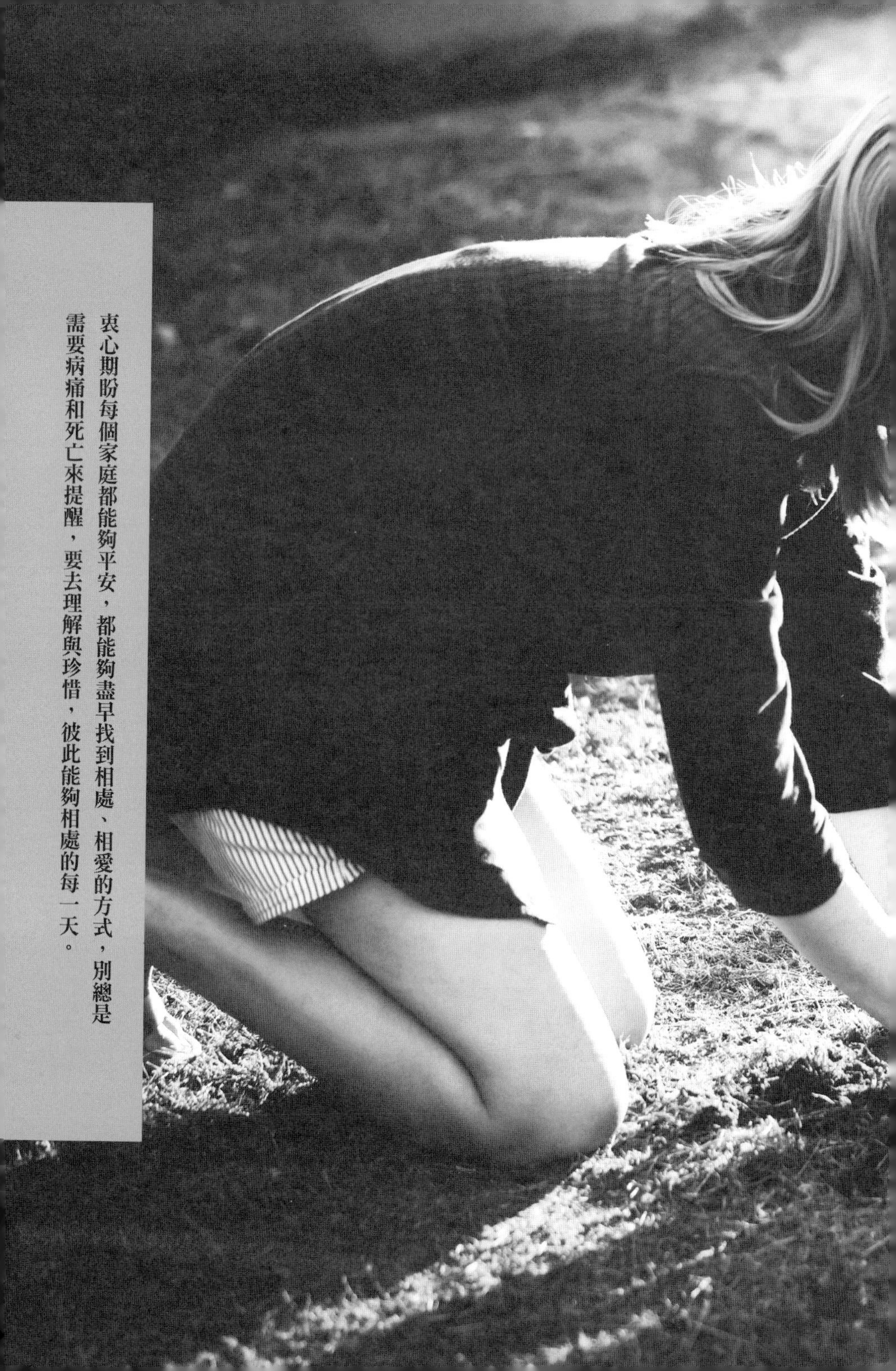

衷心期盼每個家庭都能夠平安，都能夠盡早找到相處、相愛的方式，別總是需要病痛和死亡來提醒，要去理解與珍惜，彼此能夠相處的每一天。

【後記】

這是我的兒心診間素描本

記得二〇一九年兒童青少年精神醫學會年會前，我和兩位編輯大人約在會場對面的簡餐店，討論著這本書想要寫些什麼。

那是夏天，正中午的陽光炙熱。我知道對面的會場裡，有許多致力於兒童青少年心理健康的前輩和同事們，都是可愛的人。

兒童青少年精神科專科醫師（俗稱兒心醫師）全台僅有兩百多人。我們必須在成為精神科專科醫師後，再花一整年的時間受訓，內容是兒童青少年各種情緒行為問題、心理健康、精神醫學。簡單說，就是整天都跟這群孩子們混在一起。

通常在精神科專科醫師訓練的第三年，住院醫師會到兒心科受訓至少三個月。當時我的生活，一下子從成人精神科奇幻費解的言談中，轉換到兒心科發展遲緩孩子牙牙學語的模樣，心情像洗三溫暖一樣。

有次在門診，一個沒有口語（還不會說話）的自閉症孩子從媽媽的大腿滑下來，挨到我身旁，輕輕地用頭撞了我的腰一下。我傻眼，孩子的媽媽笑著對我說：「這是他喜歡你的表示呢。」要結束看診時，孩子竟然真的過來跟我討抱抱。

他們喜歡我，我也喜歡他們。孩子對你毫無保留的笑容，比什麼都療癒。於是，我在考上精神科專科醫師之後，便選了兒心次專科受訓，希望可以讓自己未來在面對這個年齡層的小病人時，更有信心和能力去幫助他們。

如今成為兒心科醫師數年後，我依然會在看到孩子時不自覺地微笑，有時長長一個門診看完後，才發現嘴角竟然微笑到很痠。

由於人數稀少（我常開玩笑地說，全台的兒心醫師比台灣黑熊還少），很多人不清楚兒心醫師的工作內容是什麼，甚至連有這個專科門診都不知道。

這種現象，大概也跟兒心醫師這群人的個性有關。因為長期與孩子們相處，這群人的個性大抵都是有點天真可愛、有童心、不喜張揚爭辯、溫文低調，像夜空裡默默掛著的月亮，守護著這群夜路上的孩子。

在這個需要行銷自己、各方搶奪資源和發語權的年代，兒心醫師們這種個性便不免有些吃虧。默默做了很多，但很少有人知道兒心科醫師究竟在做些什麼。

所以我寫了這本書，希望這可以像一張兒心科醫師的名片，用大家都容易有共鳴的故事，一窺兒心科診間日常都在發生些什麼。

我也希望大家知道，比我耐心專業、和藹可親的兒心科醫師比比皆是，這些令人動容的故事，每天都在全台各地的兒心科診間發生著，我只是剛好有一個機會、一枝筆，把它們素描下來而已。

我有許多可敬的前輩，有的為了推動遲緩孩子的早期療育奔走，有的為了心智障礙大孩子的心理健康努力，有的為了注意力不足過動症去汙名化而募款、組協會，有的埋首做科學研究，想找出更新、更好的治療模式。也有溫柔的同事，當對光敏感的自閉症患者進診間看診時，會為患者關上一盞燈。

然而，即使大家默默做了這麼多，但我們醫師很少以通俗的語言，來溫柔地與社會大眾溝通。

七年的醫學系生涯（現在已改成六年），再加上動輒四、五年的專科醫師養成訓練，醫師讀過的知識和書本堆疊成一座高塔。我們站在塔頂，看見更高、更遠的風景，卻也拉開了我們與大眾的距離。醫師不夠接地氣，於是很難把我們想要用所學幫助病人的心意，傳遞到病人或家屬的心裡。再加上大眾對精神科長期的誤解和偏見，更讓我們與需要幫助的孩子和家長之間，距離越來越遠。

教養專業的書已經很多，這本書想傳達的不是那些。本書的初衷是希望讓大眾更瞭解兒心科醫師的診間日常，可以對我們感覺更加親切，在真的需要幫助時，腳步不至於猶豫太久。

感謝走過、路過、陪伴過我生命的人們，是你們和我一起成就了這本書。

特別感謝每位把人生帶來診間與我分享的、大大小小的你們，身為一位兒心科和精神科醫師，最辛苦、但也最幸運的就是有聽不完的故事。希望我的紀錄和記得，對你們來說，也可以是一份禮物。

國家圖書館預行編目資料

我們的孩子在呼救：一個兒少精神科醫師，與傷痕累累的孩子們／謝依婷著. --初版. --臺北市：寶瓶文化, 2020.09, 面； 公分. --(Catcher；101)
ISBN 978-986-406-202-7(平裝)
1.兒童精神醫學 2.青少年精神醫學
415.9517 109013310

寶瓶 AQUARIUS

Catcher 101

我們的孩子在呼救——一個兒少精神科醫師，與傷痕累累的孩子們

作者／謝依婷醫師（成大醫院精神部兒童青少年精神科主治醫師）

發行人／張寶琴
社長兼總編輯／朱亞君
副總編輯／張純玲
資深編輯／丁慧瑋　編輯／林婕伃
美術主編／林慧雯
校對／丁慧瑋・林俶萍・劉素芬・謝依婷
營銷部主任／林歆婕　業務專員／林裕翔　企劃專員／李祉萱
財務／莊玉萍
出版者／寶瓶文化事業股份有限公司
地址／台北市110信義區基隆路一段180號8樓
電話／(02)27494988　傳真／(02)27495072
郵政劃撥／19446403　寶瓶文化事業股份有限公司
印刷廠／世和印製企業有限公司
總經銷／大和書報圖書股份有限公司　電話／(02)89902588
地址／新北市新莊區五工五路2號　傳真／(02)22997900
E-mail／aquarius@udngroup.com

著作完成日期／二〇二〇年七月
初版一刷日期／二〇二〇年九月二十五日
初版五刷+日期／二〇二二年十二月三十日

ISBN／978-986-406-202-7
定價／三二〇元

AQUARIUS 寶瓶 文化事業

愛書人卡

感謝您熱心的為我們填寫，
對您的意見，我們會認真的加以參考，
希望寶瓶文化推出的每一本書，都能得到您的肯定與永遠的支持。

系列：Catcher 101 **書名：我們的孩子在呼救——一個兒少精神科醫師，與傷痕累累的孩子們**

1.姓名：__________ 性別：□男 □女

2.生日：____年____月____日

3.教育程度：□大學以上 □大學 □專科 □高中、高職 □高中職以下

4.職業：__________

5.聯絡地址：______________________________

聯絡電話：__________ 手機：__________

6.E-mail信箱：____________________

□同意 □不同意 免費獲得寶瓶文化叢書訊息

7.購買日期：____ 年 ____ 月 ____日

8.您得知本書的管道：□報紙／雜誌 □電視／電台 □親友介紹 □逛書店 □網路 □傳單／海報 □廣告 □其他

9.您在哪裡買到本書：□書店，店名________ □劃撥 □現場活動 □贈書

□網路購書，網站名稱：________ □其他________

10.對本書的建議：（請填代號 1.滿意 2.尚可 3.再改進，請提供意見）

內容：____________________

封面：____________________

編排：____________________

其他：____________________

綜合意見：______________________________

11.希望我們未來出版哪一類的書籍：____________________

讓文字與書寫的聲音大鳴大放

寶瓶文化事業股份有限公司

（請沿此虛線剪下）

廣 告 回 函
北區郵政管理局登記
證北台字15345號
免貼郵票

寶瓶文化事業股份有限公司 收

110台北市信義區基隆路一段180號8樓

8F,180 KEELUNG RD.,SEC.1,

TAIPEI.(110)TAIWAN R.O.C.

（請沿虛線對折後寄回，或傳真至02-27495072。謝謝）